25 ANOS

autêntica

Carlos Starling

O TEMPO
SEM TEMPO

53 crônicas da Pandemia

autêntica

Copyright © 2023 Carlos Starling
Copyright desta edição © 2023 Autêntica Editora

Todos os direitos reservados pela Autêntica Editora Ltda. Nenhuma parte desta publicação poderá ser reproduzida, seja por meios mecânicos, eletrônicos, seja via cópia xerográfica, sem a autorização prévia da Editora.

EDITORAS RESPONSÁVEIS
Rejane Dias
Cecília Martins

COORDENAÇÃO EDITORIAL
Chico Mendonça

REVISÃO
Aline Sobreira
Deborah Dietrich
Lorrany Silva

CAPA
Diogo Droschi
(Sobre imagem de Angel/ Adobe Stock)

DIAGRAMAÇÃO
Waldênia Alvarenga

Dados Internacionais de Catalogação na Publicação (CIP)
(Câmara Brasileira do Livro, SP, Brasil)

Starling, Carlos
O tempo sem tempo: 53 contos da Pandemia / Carlos Starling ; coordenação Chico Mendonça -- Belo Horizonte : Autêntica , 2023.

ISBN 978-65-5928-329-3

1. Coronavírus (COVID-19) 2. Crônicas brasileiras 3. Pandemia I. Mendonça, Chico. II. Título.

23-168824   CDD-B869.8

Índices para catálogo sistemático:

1. Crônicas : Literatura brasileira B869.8

Cibele Maria Dias - Bibliotecária - CRB-8/9427

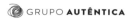

Belo Horizonte
Rua Carlos Turner, 420
Silveira . 31140-520
Belo Horizonte . MG
Tel.: (55 31) 3465 4500

São Paulo
Av. Paulista, 2.073, Conjunto Nacional,
Horsa I . Sala 309 . Bela Vista
01311-940 . São Paulo . SP
Tel.: (55 11) 3034 4468

www.grupoautentica.com.br
SAC: atendimentoleitor@grupoautentica.com.br

Para Bárbara, Maria Eduarda, Sophia e Rafaela, frutos do meu amor pela vida.

Apresentações

Lilia Schwarcz 9
Margareth Dalcolmo 11

Introdução 13

1 Sinais 16
2 História 24
3 Diferença 29
4 Charlatanismo 31
5 Elite 40
6 Isolamento 44
7 Fôlego 47
8 Cloroquina 51
9 Afeto 54
10 Estranhamento 57
11 Boteco 61
12 Mortes 65
13 Canalhas 69
14 Negacionismo 72
15 Ciência 75
16 Amor 79
17 Velhos 83
18 Barata 87
19 Ganância 90
20 Escolas 93
21 Alteridade 99
22 Cansaço 103
23 Descaso 106
24 Filhos 108
25 200 mil 111

26	Cegueira	113
27	Vacina	116
28	Máscara	119
29	Glorinha	121
30	Urgência	123
31	300 mil	126
32	Braz	128
33	Vexame	134
34	Disciplina	137
35	Tiãozinho	140
36	600 mil	142
37	Estupidez	145
38	Medo	148
39	Janelas	151
40	Ética	154
41	Bolsonero	157
42	Caixões brancos, lágrimas e chinelos abandonados pela rua	162
43	Yá-Yá	165
44	Naftalina	168
45	Exaustão	170
46	Sonegação	173
47	Miragem	175
48	Messias	177
49	700 mil	179
50	Nada	182
51	Poesia	183
52	Pós-pandemia?!	185
53	Unidade	187

Agradecimentos   189

De 1º de fevereiro de 2020 a 6 de maio de 2023, o médico Carlos Starling acompanhou, por meio de sua coluna no *Estado de Minas*, o dia a dia, pesado, inseguro, da pandemia de covid-19.

O relato presente no conjunto dos textos revela um profissional da saúde comprometido com sua tarefa de bem informar a população, mas, ao mesmo tempo, humano e sensível nas suas reações frente à dor e ao infortúnio que se abateram sobre nós durante esse prolongado período de reclusão e de isolamento social.

As crônicas de Starling, gradualmente, converteram-se em marca do tempo sem tempo, do tempo espiralado de uma doença coletiva como a covid-19, que teve a potencialidade de fazer tudo parar.

Atento, o médico anota e se pergunta sobre o momento histórico que nos foi dado viver, bem como registra seu espanto diante de um vírus que invadiu o planeta e transformou nossas vidas no espaço de uns poucos dias.

O profissional não se contenta em apenas comentar, e usa o espaço do jornal de maneira cidadã: informa sobre a doença, aconselha e conforta a população ansiosa com os rumos descontrolados da pandemia, oferece dicas de como higienizar as mãos e os alimentos, de como cuidar da saúde (a de cada um e a da coletividade), mas também brinca, solidariamente, diante dos desafios que uma emergência como essa traz. Linda a coluna que fala de amor nos tempos da covid. Nela, o médico humanista mostra como dialogam os terrenos do impossível com o possível. E sofre, junto aos seus leitores, diante do negacionismo e das omissões do governo Jair Bolsonaro, da demora da vacina, frente ao número impressionante de mortes que iam se avolumando; muitas delas na conta da falta de atitude por parte do Estado brasileiro.

Para não cair apenas nas estatísticas, cita nomes de vítimas da pandemia, de maneira a mostrar que, ao chorarmos por nossos mortos, estamos também velando a todos e a todas nós. É uma comunidade que sofre e que se consola, junta.

O nome da coluna do Dr. Carlos Starling deveria ser "Solidariedade". Ou, então, "Bem comum". Estes que são dois valores republicanos, que crescem, ainda mais, em momentos de infortúnio.

No Brasil, são vários os médicos que se tornaram intérpretes do país. O Dr. Starling é um deles.

Mas é ainda mais. Ele se converteu em testemunha; daquelas que, na tradição de Hannah Arendt, não sucumbem ao medo e ficam para contar. Para lembrar de não esquecer. Não vamos esquecer...

Lilia Schwarcz

Despertou-me um sentimento de cumplicidade, mais do que de testemunho, o convite para estas linhas, na medida em que o autor, meu colega e amigo Carlos Starling, e eu vivemos, em cidades diferentes, a dura experiência desse tempo pandêmico que parte as nossas vidas em antes e depois da covid-19, ou AC/DC, numa alusão temporal.

A trajetória pela qual passamos, compulsoriamente porquanto médicos, não nos deu escolha entre assistir os que adoeciam, estudar e nos informar sob a aluvião de publicações que rapidamente começaram a surgir, desde os primeiros estudos chineses, sobre a nova doença denominada pela OMS e causada por um novo agente etiológico, um coronavírus de alta capacidade de transmissão entre humanos, o SARS-CoV-2.

Sentimos de imediato que nossa capacidade de pessoas e serviços estaria desafiada ao extremo, e com isso fomos acumulando experiências, cicatrizes e excesso de luto. Somou-se, na realidade brasileira, uma tensão permanente da retórica oficial, que negava conceitos e práticas científicas e defendia tratamentos sem embasamento algum.

Sabíamos que a grande solução para a doença viral, aguda e de transmissão respiratória seria a vacina. Feito este que respondeu de modo extraordinário, pelo tempo em que levaram os testes e que em nada violaram o rigor às necessidades éticas e regulatórias. Se não foram equânimes ou justas em seu acesso no planeta, as vacinas salvaram milhões de vidas, nos dando a sensação de que, ao fim, venceu a ciência e o lado certo, despertando-nos a consciência de que essa não foi nem será a última pandemia de nossas gerações.

O olhar crítico e sensível destas crônicas de Starling para esse triênio com ares de século nos evoca, entre tantos férteis registros, a máxima do pensamento gramsciano de que "o pessimismo da inteligência não deve abalar o otimismo da vontade". Dor e derrota não precisam ser paralisantes; ao contrário. Em nós que tivemos o privilégio de cuidar e de conviver com os muitos que se foram, elas nos encorajam e iluminam, como uma epifania.

Margareth Pretti Dalcolmo

Introdução

Quando menino, com frequência faltava luz em Ibiá.
O quarto escuro era inevitável.
Castigo tremendo e apavorante para uma criança.
A falta de luz era cruel e abominável.
Pedagogia das trevas e do submundo da incontinência urinária.
Não havia saída para a escuridão. Só me restava esperar pela chegada da luz, que uma hora ou outra brotaria junto com os gritos de viva das pessoas.
Com o tempo e os apagões, fui descobrindo que a escuridão não era tão terrível assim. Ao fechar os olhos, a imaginação diluía o medo e iluminava os sonhos.
Ao abri-los, percebia que a luz penetrando pela fresta da janela projetava na parede imagens de cabeça para baixo.
Lembrança fotográfica da descoberta do mundo às avessas.
A escuridão seria o limite da realidade.
Perdi o medo das trevas e aprendi a andar no escuro sem tropeçar nas sombras.
Com o tempo, claro, escuro, verdade, mentira, crueldade, perdão viraram uma coisa só: vida.
Aprendemos a duras penas a encontrar caminhos à luz do dia. No escuro é preciso imaginação e resiliência.

Para enxergar um palmo à frente do nariz, precisamos mais de sensibilidade do que da visão.

O quarto escuro me ensinou de forma cruel e precoce a conviver com a solidão dos dias de uma vida inteira, descobrir beleza no deserto sem oásis e nas noites sem luar.

O pânico coletivo dos dias sombrios da pandemia se assemelha muito ao quarto escuro. O tempo sem tempo – expressão tomada de empréstimo do generoso texto de apresentação de Lilia Schwarcz a esta coletânea – permitiu que charlatões explorassem o breu e o hiato do desconhecimento científico e disseminassem mentiras, discórdia e a baba de Caim.

Hoje, com o trem aos poucos voltando aos trilhos, a população, farta e traumatizada, parece ignorar o risco ainda presente.

O vírus, alheio às neuroses humanas, segue seu curso natural. Mutante convicto, a cada volta ao mundo conhece melhor nossas entranhas e fragilidades. Como um camaleão, se transforma de tempos em tempos, dando a entender aos menos atentos que agora é inofensivo.

Não vacinados, imunossuprimidos, idosos e crianças abaixo de 2 anos continuam sendo suas vítimas prediletas.

As 53 crônicas desse livro, originalmente publicadas no Jornal *O Estado de Minas*, são um relato histórico do que vivemos ao longo dos últimos anos. Da falta de luz quase absoluta à superação das trevas.

Em minha vida pandêmica destes 41 anos de formado, vivi o quarto escuro da epidemia de meningite dos anos 1980, aids, infecções hospitalares, superbactérias, gripe suína, febre amarela, dengue e covid-19.

Todas essas pestes foram aos poucos controladas pela luz da ciência que, penetrando pela janela do tempo, nos devolveu a esperança e a alegria de viver em sociedade, que, apesar de desigual e injusta, segue democrática.

Essa não foi a primeira nem será a última epidemia que enfrentaremos. Portanto, aprender a caminhar na escuridão da ignorância é fundamental para não esquecermos o que vivemos e não tropeçarmos nas sombras.

1

Sinais

1/2/2020

Nas últimas semanas, começamos uma discussão sobre as infecções hospitalares. Entretanto, as emergências internacionais e locais nos atropelaram. Além de uma intoxicação coletiva por uma das cervejas mais apreciadas pelos mineiros, especialmente pelos belo-horizontinos, tempestades tropicais jamais vistas inundaram o Ano-Novo e encerraram os sonhos de mais de 50 pessoas. Para completar, a perspectiva de uma nova epidemia de âmbito global coloca o planeta de joelhos.

Janeiro é um mês especial. Homenageia Jano, um deus da mitologia romana que tem duas faces. Uma olha para o passado, e a outra, para o futuro, podendo ser interpretado como o olhar que leva em consideração todos os aspectos de uma mesma realidade.

Em textos anteriores desta coluna [*Estado de Minas*], estimulamos o olhar jânico para os diversos problemas abordados. Identificamos a epidemiologia como um instrumento de gerar consciência social e desnudar a fragilidade do planeta frente aos problemas típicos de um modelo de desenvolvimento predatório, irracional e medieval.

A recente epidemia de coronavírus deixa claro que hábitos e costumes de um povo podem colocar em risco a saúde de todo o planeta. Isso nos remete a uma profunda reflexão sobre o papel do conhecimento científico na transformação cultural dos povos. Traduzir o conhecimento científico e transformá-lo em sabedoria popular é o desafio que temos pela frente. Exatamente por isso, aceitei o honroso convite para fazer este texto e também atendo às solicitações de todos os órgãos de imprensa que me procuram. Tendo estudado durante 95% da minha vida em escola pública, isso é o mínimo que tenho obrigação de fazer para retribuir o que a população me proporcionou.

As inundações provocadas pelas chuvas de janeiro nos fazem olhar para o que fizemos dos córregos e rios que cortam os belos horizontes. Ao escondê-los debaixo de concreto e asfalto, sonegamos aos olhos da população a precariedade de nossa rede de saneamento básico.

A ocupação desordenada do espaço urbano e as desigualdades sociais compõem o cenário perfeito da tragédia anunciada. Num primeiro momento, morrem os soterrados. Na sequência, adoecem aqueles que tiveram contato com a lama infectante misturada a esgoto. Estudos revelam que tragédias matam pessoas durante vários meses após sua ocorrência.

Mas e o olhar de Jano para o futuro? Haverá futuro?

Claro que sim! Afinal, se sobrevivemos à Inquisição, a duas grandes guerras mundiais, a regimes totalitários, à corrupção desenfreada etc., não vale parar por aqui. Como diz o professor Mario Sergio Cortella, todo pessimista é um preguiçoso disfarçado de realista.

Temos muito a fazer, e não vale fraquejar hora nenhuma. Se a cerveja está contaminada, melhoremos a fiscalização e os critérios de produção. Se temos uma epidemia a enfrentar, ciência e informação são antídotos fundamentais. Se inundou, limpemos o malfeito e façamos melhor.

Para contribuir com a difusão de informação de qualidade, reproduzirei aqui uma série de perguntas e respostas mais direcionadas aos infectologistas da Sociedade Brasileira de Infectologia (SBI). Certamente, muitas dessas respostas devem mudar ao longo da evolução do conhecimento que virá nos próximos dias, semanas e meses. Mas hoje é o que sabemos desse vírus e de seu comportamento.

O que são coronavírus?

Os coronavírus (CoV) compõem uma grande família de vírus, conhecidos desde meados da década de 1960, que receberam esse nome devido às espículas na sua superfície, que lembram uma coroa (do inglês "*crown*"). Podem causar desde um resfriado comum até síndromes respiratórias graves, como a síndrome respiratória aguda grave (SARS, do inglês "*severe acute respiratory syndrome*") e a síndrome respiratória do Oriente Médio (MERS, do inglês "*Middle East respiratory syndrome*"). Os vírus foram denominados SARS-CoV e MERS-CoV, respectivamente.

O que é esse novo coronavírus?

Trata-se de uma nova variante do coronavírus, denominada 2019-nCoV, até então não identificada em humanos. Até o aparecimento do 2019-nCoV, existiam apenas seis cepas conhecidas capazes de infectar humanos, incluindo o SARS-CoV e o MERS-CoV. Recomendamos evitar os termos "nova gripe causada pelo coronavírus", porque gripe é uma infecção respiratória causada pelo vírus influenza.

Como esse novo coronavírus foi identificado?

O novo coronavírus foi identificado em investigação epidemiológica e laboratorial, após a notificação de casos de pneumonia de causa desconhecida entre dezembro de 2019 e janeiro de 2020, diagnosticados inicialmente na cidade chinesa de Wuhan, capital da província de Hubei. Centenas de casos já foram detectados na China. Outros casos importados foram registrados na Tailândia, no Japão, na Coreia do Sul, em Taiwan, no Vietnã, em Singapura, na Arábia Saudita e nos Estados Unidos da América; todos estiveram em Wuhan.

Qual a origem do surto atual?

A origem ainda não está elucidada. Acredita-se que a fonte primária do vírus seja um mercado de frutos do mar e animais vivos em Wuhan.

Os coronavírus podem ser transmitidos de animais para humanos?

Sim. Investigações detalhadas descobriram que o SARS-CoV foi transmitido de civetas (gatos selvagens) para humanos na China, em 2002, e o MERS-CoV de dromedários para humanos na Arábia Saudita, em 2012. Porém, existem vários coronavírus que causam infecção animal. Na maioria, infectam apenas uma espécie ou algumas espécies intimamente relacionadas, como morcegos, aves, porcos, macacos, gatos, cães, roedores, entre outros.

A transmissão do coronavírus acontece entre humanos?

Sim. Alguns coronavírus são capazes de infectar humanos e podem ser transmitidos de pessoa a pessoa pelo ar (secreções aéreas do paciente infectado) ou por contato pessoal com secreções contaminadas. Porém, outros coronavírus não são transmitidos para humanos sem que haja uma mutação. Na maior parte dos casos, a transmissão é limitada e se dá por contato próximo, ou seja, qualquer pessoa que tenha cuidado do paciente, incluindo profissionais de saúde ou membros da família; que tenha tido contato físico com o paciente; que tenha permanecido no mesmo local que o paciente doente.

Há transmissão sustentada do novo coronavírus?

Até agora, não há evidências. Está limitada a grupos familiares e profissionais de saúde que cuidaram de pacientes infectados. Também não há evidências de transmissão de pessoa a pessoa fora da China, mas isso não significa que não aconteça.

Qual é o período de incubação dessa nova variante do coronavírus?

Ainda não há uma informação exata. Presume-se que o tempo entre a exposição ao vírus e o início dos sintomas seja de até duas semanas.

Quais são os sintomas de uma pessoa infectada por um coronavírus?

Podem variar desde casos assintomáticos, casos de infecções de vias aéreas superiores semelhantes ao resfriado, até casos graves com pneumonia e insuficiência respiratória aguda, com dificuldade respiratória. Crianças de pouca idade, idosos e pacientes com baixa imunidade podem apresentar manifestações mais graves. No caso do 2019-nCov, ainda não há relato de infecção sintomática em crianças ou adolescentes.

Como ocorre o contágio e qual é a gravidade do novo coronavírus?

Não se sabe até o momento. Alguns vírus de transmissão aérea são altamente contagiosos, como o sarampo, enquanto outros são menos. Ainda não está claro com que facilidade o 2019-nCoV é transmitido de pessoa para pessoa. Até que tenhamos essa informação mais acurada, recomenda-se que as precauções e os isolamentos sejam adotados. Quanto à gravidade, devemos acompanhar a evolução da epidemia. Pelos dados iniciais publicados, a estimativa inicial é de que a letalidade seja em torno de 3% (26 mortes em 912 casos), inferior à do SARS-CoV e do MERS-CoV.

Como é feita a confirmação do diagnóstico do novo coronavírus?

Exames laboratoriais realizados por biologia molecular identificam o material genético do vírus em secreções respiratórias.

Existe um tratamento para o novo coronavírus?

Não há um medicamento específico. Indicam-se repouso e ingestão de líquidos, além de medidas para aliviar os sintomas, como analgésicos e antitérmicos. Nos casos de maior gravidade, com pneumonia e insuficiência respiratória, suplemento de oxigênio e mesmo ventilação mecânica podem ser necessários.

Como reduzir o risco de infecção pelo novo coronavírus?

– Evitar contato próximo com pessoas com infecções respiratórias agudas;

– Lavar frequentemente as mãos, especialmente após contato direto com pessoas doentes ou com o meio ambiente e antes de se alimentar;

– Usar lenço descartável para higiene nasal;

– Cobrir nariz e boca ao espirrar ou tossir;

– Evitar tocar as mucosas dos olhos;

– Higienizar as mãos após tossir ou espirrar;

– Não compartilhar objetos de uso pessoal, como talheres, pratos, copos ou garrafas;

– Manter os ambientes bem ventilados;

– Evitar contato próximo com animais selvagens e animais doentes em fazendas ou criações.

Existe uma vacina para o novo coronavírus?

Como a doença é nova, não há vacina até o momento.

Tomei a vacina contra a gripe. Estou protegido contra o novo coronavírus?

Não. A vacina da gripe protege somente contra o vírus influenza.

Estão contraindicadas as viagens para a China e para os países com casos importados?

Com base nas informações atualmente disponíveis, a Organização Mundial da Saúde (OMS) não indica restrição de viagens ou comércio. Devemos acompanhar as recomendações, que são dinâmicas e podem mudar de um dia para outro.

Temos casos do novo coronavírus no Brasil?

Até o presente momento, temos apenas casos suspeitos de pessoas que vieram da China, particularmente da cidade de Wuhan, e apresentaram sintomas respiratórios.

Qual é a definição de caso suspeito?

Febre acompanhada de sintomas respiratórios, além de atender a uma das duas seguintes situações: ter viajado nos últimos 14 dias antes do início dos sintomas para a área de transmissão local (cidade de Wuhan) ou ter tido contato próximo com um caso suspeito ou confirmado. A febre pode não estar presente em casos de alguns pacientes, como idosos, imunocomprometidos ou que tenham utilizado antitérmicos.

Qual é a orientação diante da detecção de um caso suspeito?

Os casos suspeitos devem ser mantidos em isolamento enquanto houver sinais e sintomas clínicos. O paciente deve utilizar máscara cirúrgica a partir do momento da suspeita e ser mantido preferencialmente em quarto privativo. Profissionais da saúde devem utilizar medidas-padrão de precaução, de contato e de gotículas (máscara cirúrgica, luvas, avental não estéril e óculos de proteção). Para a realização de procedimentos que gerem aerossolização de secreções respiratórias, como intubação, aspiração de vias aéreas ou indução de escarro, deverá ser utilizada precaução por aerossóis com uso de máscara profissional PFF2 (N95). Essas são as recomendações atuais do Ministério da Saúde.

Fontes: Ministério da Saúde do Brasil; Organização Mundial da Saúde (OMS); Centers for Disease Control and Prevention (CDC).

* Documento elaborado pelos médicos infectologistas da Sociedade Brasileira de Infectologia (SBI): Dr. Leonardo Weissmann, Dra. Tânia do Socorro Souza Chaves, Dr. Clóvis Arns da Cunha e Dr. Alberto Chebabo.

2
História

21/3/2020

Vivemos um momento de grande tensão nos dias atuais, na iminência de uma epidemia. As informações e as notícias sobre a evolução desse risco invadem as redes sociais e os noticiários de todos os meios de comunicação.

Exacerbam-se o temor, a sensação de finitude, a insegurança existencial e o medo do amanhã. Mas toda essa angústia se justifica? Afinal, ao longo de milênios, enfrentamos epidemias em situações bem menos favoráveis e chegamos até aqui. Ou seja, superamos a peste, a cólera, a varíola, a poliomielite etc., em momentos históricos em que não dispúnhamos de praticamente recurso algum para tratar essas doenças.

A humanidade vem sobrevivendo a despeito da ignorância, da agressividade e do espírito animalesco que permeiam muitas de nossas condutas. Guerras são o fruto da epidemia da insensatez, que dizima mais que vírus e bactérias. Esse é o assunto desta semana. O que de positivo aprendemos com as epidemias ao longo da história da humanidade? Como as epidemias influenciaram hábitos e mudaram padrões de comportamento? Enfim, o que os vírus e as bactérias nos ensinaram ao longo de nossa evolução?

As doenças infecciosas condicionaram a existência humana de várias maneiras. Seja dizimando populações, promovendo êxodos, propiciando miscigenação, fortalecendo ou enfraquecendo povos, as doenças infecciosas implacavelmente influenciaram o destino da humanidade. Assim como a raça humana, as doenças infecciosas nasceram na África. Fugindo de doenças, intempéries e guerras, o homem saiu daquele continente em direção à Europa, à Ásia e a outras regiões.

A criação de cidades facilitou a transmissão das doenças infecciosas, gerando também as epidemias. Grandes aglomerações, guerras e desastres naturais precedem geralmente grandes epidemias. O progresso da humanidade, de certa forma, facilitou a disseminação das doenças.

Estamos hoje reescrevendo nossa história utilizando conhecimentos oriundos da arqueologia, aliados a técnicas de biologia molecular que nos ajudam a identificar a relação das doenças infecciosas com a história da humanidade. O resgate de microrganismos que infectaram animais ancestrais ajuda a esclarecer nossa existência e nos preparar para o futuro. Podemos entender doenças que acometeram desde hominídeos até o homem moderno. Os microrganismos identificados em sítios arqueológicos mostram nossa rota migratória pelo planeta e o caos instaurado por eles em determinados momentos da história.

Mas quem são os verdadeiros responsáveis por essas epidemias? Os vírus? Os fungos? As bactérias? Os desastres naturais? As guerras? O modelo econômico? O porco, o frango, o rato, o piolho? Ou o próprio homem e suas decisões? Pois bem, o que esses microrganismos causadores de grandes epidemias nos deixaram de legado, se é que podemos chamar de legado?

Comecemos pelo vírus da varíola, que causou epidemias do século XVI ao XVIII. As populações indígenas das Américas foram devastadas por epidemias, tanto de varíola e sarampo quanto do vírus influenza, todas trazidas pelos colonizadores europeus.

Entretanto, a varíola foi uma das primeiras doenças infecciosas erradicadas pela tecnologia humana; possivelmente a poliomielite e o sarampo também o serão nas próximas décadas. A varíola, que se encontra erradicada do planeta, teve o início do seu controle a partir dos trabalhos realizados pelo médico e pesquisador inglês Edward Jenner ainda no século XVIII. Jenner inoculou o vírus da varíola bovina em seres humanos, repetindo a prática que aprendera na Ásia. Visto inicialmente com ceticismo na Inglaterra, esse procedimento passou a ser praticado em toda a Europa, sendo fundamental para o controle dessa doença nos dias atuais.

Aprendemos aqui a importância do intercâmbio de informações e da ousadia científica. A epidemia de varíola e o seu subsequente controle evidenciaram a nossa capacidade de superar as doenças infecciosas, por mais catastróficas que elas sejam. Ainda assim, as epidemias de gripe de 1918 (gripe espanhola), 1957 (gripe asiática) e 1968 (gripe de Hong Kong) causaram mais de 750 mil óbitos.

Para combater essas epidemias, foram desenvolvidas vacinas, antivirais e programas especiais de prevenção pelos governos de todo o mundo. Apesar do conhecimento acumulado ao longo de quase um século e de toda tecnologia disponível, o vírus influenza ainda se associa a cerca de 2 milhões de óbitos por ano em todo o planeta.

O que aprendemos com essa epidemia?! Não basta termos vacinas e medicamentos se estes não chegam para todos, particularmente para as populações mais vulneráveis. Outra epidemia viral com a qual estamos convivendo nos dias atuais é a de aids. Apesar de dispormos de métodos diagnósticos, prevenção e tratamento altamente eficazes, milhares de pessoas ainda se infectam e morrem todos os anos por essa doença surgida na década de 1980.

Aprendemos em todos os sentidos com a aids. Quebramos tabus e passamos a lidar de forma mais honesta com as diferentes orientações sexuais. As pesquisas científicas em busca de medicamentos para tratamento do vírus da aids nos deram drogas fantásticas para o tratamento da hepatite C, para a qual temos hoje cura em mais de 95% dos casos.

Descobrimos que os ancestrais do vírus da aids, retrovírus primitivos incrustados em nosso DNA, são responsáveis pela fixação do óvulo no útero e impedem que o sistema imunológico feminino rejeite o embrião. Ou seja, curiosamente, devemos a nossa existência a parentes distantes do vírus da aids.

Outra epidemia que teve profunda influência na história da humanidade foi a infecção fúngica que acometeu os dinossauros, milhares de anos antes da nossa existência na superfície terrestre.

Estudos de paleopatologia mostram que as alterações climáticas provocadas pela queda do asteroide na Península de Yucatán, no México, favoreceram o crescimento e a proliferação de fungos, os quais foram responsáveis pela infecção generalizada dos dinossauros, extinguindo-os da face da Terra. Portanto, herdamos o planeta à custa da infecção fúngica em dinossauros. Os fungos nos deram, além do vinho, do pão e da cerveja, o planeta livre de dinossauros.

Mais recentemente, no século XIV, a peste, doença que dizimou cerca de um terço da população mundial, foi responsável por profundas transformações culturais, religiosas e econômicas, resultando num momento histórico fundamental conhecido como Renascimento. Os desígnios divinos foram sendo questionados e paulatinamente substituídos pelo livre-arbítrio. Ou seja, o conceito de que podemos mudar o nosso destino a partir de ações efetivas foi profundamente influenciado por uma devastadora epidemia.

Assim como a peste, a cólera foi impiedosa com a humanidade. Entretanto, os estudos do epidemiologista John Snow, na Inglaterra, no século XIX, mostraram que as péssimas condições sanitárias eram responsáveis pelo problema. Infelizmente, o conhecimento se transforma em prática de forma lenta, principalmente quando depende de políticas públicas. Até hoje, mais da metade da população mundial ainda vive em condições propícias a epidemias relacionadas a deficiências sanitárias elementares.

Vírus, bactérias, fungos e outros microrganismos responsáveis pelo nosso sofrimento e pela nossa angústia servem para nos acordar de nossa alienação existencial. Somos responsáveis pelo nosso destino! Prestar atenção no que é fundamental, prevenir e educar em tempos de calmaria, se é que esses momentos existem, tornam-nos mais preparados para enfrentar a dura e prazerosa missão de existir.

Vírus, bactérias, fungos e outros microrganismos nos ensinam, a duras penas, a ser mais solidários e humanos. Enfrentemos, pois, mais esta epidemia, que não será a última, com dignidade e a certeza de que sairemos dela com perdas, mas também com ganhos e ensinamentos importantes que nos tornarão mais aptos à sobrevivência em tempos futuros. Evoluir e mudar, esse é o papel dos vírus na natureza. Eles não são nossos inimigos, mas professores...

3

Diferença

21/3/2020

Vivemos um momento histórico! Como médico, com 38 anos de profissão, jamais imaginei viver algo semelhante. Um vírus invade o planeta e transforma nossas vidas em poucos dias. Enquanto o problema assolava a China, assistimos a isso como quem vai ao cinema ver um filme de terror. Meros espectadores.

O invasor passa pela Europa e devasta a Itália, a Espanha, a Alemanha…, mas Deus é brasileiro, aqui não chegará. Aqui já desembarcara de forma sorrateira, de mala e cuia. Num piscar de olhos, estamos dentro do filme e somos atores sem dublê. O inimigo mostra suas garras em todo o país. Acende o sinal de alerta, mas o gigante paquidérmico pela própria natureza demora para perceber e agir. Burocratas de olhos fechados para o perigo navegam em corredeiras sem perceber a tragédia inexorável.

Pois bem, para onde foram os recursos que há décadas deixaram os hospitais quebrados e sucateados, os profissionais de saúde desprestigiados e desmotivados?! A pergunta número 1 que todos fazem: de onde e como surgiu esse vírus? A resposta que eu gostaria de dar: surgiu das profundezas da nossa inércia, do nosso cinismo e da nossa hipocrisia. Surgiu do atraso mental de não nos percebermos vivendo. De não sabermos viver em paz, de forma sustentável e respeitosa. Gastamos trilhões de dinheiro com guerras, obras faraônicas e propaganda do bem, malfeito. Mas há luz no fim do túnel.

Pela primeira vez nestes 38 anos de profissão, uma autoridade (o então prefeito de Belo Horizonte, Alexandre Kalil) nos convida ao seu gabinete e pergunta:

– O que devo fazer?

Fez o que nenhuma outra cidade da América Latina até então havia feito. Parou a cidade, como a última trincheira para barrar a catástrofe anunciada. Assumimos a responsabilidade pela orientação, e ele, pela atitude.

Cerramos fileira e fomos à luta numa batalha sem armas, sem sectarismo ideológico, sem partidarismo futebolístico, sem jamais termos trabalhado juntos. Mas fomos à batalha com a convicção de que tomamos a decisão correta. Acreditamos ter sido no momento correto... Mas isso só o futuro dirá.

Como diz meu velho amigo e colega José Carlos Serufo, médico e acadêmico da Academia Mineira de Medicina, "o isolamento não vai acabar com a epidemia, mas é fundamental para mitigar seu curso. A epidemia só vai acabar quando atingir uma parcela considerável da população (50, 60, 70%), formando uma imunidade de massa. O isolamento mais criterioso dos idosos desloca a infecção para os jovens, que são mais resistentes (abaixo de 40 anos a mortalidade é menor do que 0,1%, segundo estudos da Coreia do Sul). A mitigação da epidemia permite ainda otimizar a demanda pelos serviços de saúde, que antes do coronavírus já operavam no limite aqui no Brasil".

Todos pela Vida, fique em casa!

4

Charlatanismo

28/3/2020

Até quando teremos de ficar sem um abraço? Pergunta difícil de responder. Gostaria de ter a resposta e saber que logo, logo a vida voltará ao normal. Mas, em uma epidemia como esta, a imprevisibilidade é a regra. Não esperemos que ela se comporte aqui da forma como se comportou na Ásia, na Europa ou nos Estados Unidos. Brasil é Brasil. Fizemos o dever de casa nos últimos 20 anos?

Deus é brasileiro? Deveria ser, mas estamos começando a duvidar. Se fosse, não nos teria sentenciado com dengue, zika, chikungunya e alguns políticos que ocuparam o Planalto nesse período. O que podemos esperar daqui para frente?

Pois bem, no século XIV, a grande epidemia da peste levou a humanidade a questionar os designíos divinos como determinantes do nosso destino. Seria o destino do homem sobre a Terra sofrer ou teríamos a opção de tomar as rédeas do nosso próprio destino? Daí, surgiu o Renascimento – um movimento que provocou profundas transformações na cultura, na economia, na política e na religião, fazendo com que o pensamento humano nunca mais fosse o mesmo.

Não estaríamos vivendo exatamente um momento semelhante? Uma pandemia no contexto de uma economia globalizada como ela. Inevitável não questionar o sentido da nossa própria existência e os valores que permeiam a vida humana, como ética, moral, solidariedade e respeito mútuo.

Neste mesmo texto, discutimos o óbvio. Mais precisamente, *por que as pessoas não fazem o óbvio*. Eu me referia à higienização das mãos com a frequência necessária dentro dos hospitais e às consequências dessa atitude. Dissecamos a simbologia desse ato bíblico e vimos que mão significa visão, e água, vida. A união desses dois símbolos significa consciência máxima sobre a vida.

Pois bem, aquilo que preconizou Semmelweis em 1847 e que vem sendo uma batalha dos controladores de infecções hospitalares de todo o mundo por mais de um século em menos de dois meses tornou-se uma regra básica de sobrevivência. Sumiram álcool líquido e em gel das prateleiras e dos estoques das farmácias. *Lavar as mãos* virou norma básica e amplamente difundida dentro e fora dos hospitais.

Nesse e em vários sentidos, o coronavírus vem nos prestando um grande benefício. Aprendizado doloroso e dispendioso. Ficamos mais pobres e incapazes de atender a demanda, ao mesmo tempo mais ricos e conscientes de coisas que banalizamos durante séculos. Aprendemos a nos observar e prestar atenção em nossos atos, a ser expectadores de nós mesmos e a conviver com o isolamento e a solidão.

Terapeuta cruel e eficiente, fez-nos mais solidários, fraternos e preocupados com o bem-estar comum. O vírus nos tornou definitivamente mais humanos! Porém, nem todos passaram por essa mutação. Herméticos não mudam com a dor. São naturalmente imunes ao corona ou têm apenas uma "gripezinha".

Mas e o abraço?! Quando poderemos nos abraçar novamente? Essa é a pergunta que me fazem todos os dias. Minhas filhas querem correr ao ar livre, e eu também não vejo a hora de voltar a pedalar na Pampulha, como faço há mais de 15 anos. Porém, não podemos nos enganar com falsas promessas. Estamos diante de uma situação epidêmica nova. Ainda estamos aprendendo a lidar com esse vírus, que vem deixando um rastro de sofrimento e de perdas humanas e econômicas em todo o mundo.

Nossas projeções estatísticas, baseadas nos cenários por onde o vírus passou, infelizmente não são das melhores. Enquanto não tivermos vacina e tratamento de eficácia comprovada contra esse vírus, a única forma de evitarmos o colapso do sistema de saúde e uma catástrofe epidemiológica é o isolamento social temporário.

Esta é uma epidemia diferente. Não deverá se comportar aqui da mesma forma como na Ásia ou na Europa. Nessas regiões a epidemia começou em indistintas classes sociais. Aqui ela ocorrerá em ondas sucessivas que acometerão classes sociais distintas, começando pelas classes A e B (pessoas que vieram do exterior ou turistas) e progressivamente atingindo as classes C, D e E, com intervalos de uma a três semanas.

Muito provavelmente, teremos uma evolução mais lenta em regiões com menor densidade populacional, como Norte de Minas e Sertão Nordestino. Observaremos, certamente, epidemias diferentes dentro de um país com dimensões continentais como o nosso. Daí a necessidade de termos também diferentes estratégias de intervenção para as diversas regiões.

Com a dispersão da epidemia para as grandes comunidades na periferia das regiões metropolitanas, sofreremos, provavelmente, o efeito pingue-pongue, e novas ondas epidêmicas voltarão a acometer as classes sociais A, B e C, até que cerca de 70% da população seja acometida. A partir desse momento, o número de casos cairá a níveis mínimos, porém o vírus continuará circulando em indivíduos assintomáticos ou com poucos sintomas.

Portanto, as medidas de controle, como etiqueta ao tossir e espirrar, higienização das mãos, distanciamento para contatos pessoais e formas alternativas de nos cumprimentarmos vieram para ficar por um longo período, podendo permanecer como uma nova forma de relacionamento entre as pessoas.

As medidas de isolamento social adotadas em Belo Horizonte, mesmo tendo sido no tempo correto, são paliativas. O número de casos deve subir progressivamente, principalmente após a maior oferta de testes diagnósticos, que são fundamentais para a confirmação de casos suspeitos.

O isolamento social funciona como um segundo dique de contenção para evitar que os hospitais tenham a sua capacidade assistencial suplantada e que as pessoas fiquem sem assistência, particularmente sem suporte de terapia intensiva e ventilação mecânica.

Retardar e reduzir o número explosivo de casos dá ao estado um curto espaço de tempo para se preparar para atender um grande número de pessoas em estruturas menos complexas, que servirão para assistência a doentes que não necessitam de internação, mas de cuidados e observação criteriosa. Essas estruturas temporárias correspondem a um terceiro dique de contenção. O primeiro dique corresponde à própria residência das pessoas, onde pacientes com sintomas leves deverão permanecer em uso de medicamentos sintomáticos, sem comparecer às unidades de saúde, ou sendo atendidos e monitorados por telemedicina.

Mas quando nossas vidas voltarão ao normal? Pergunta difícil de responder. O indicador é o grau de esgotamento da capacidade assistencial dos hospitais. Na China, as pessoas, após três meses, voltaram a frequentar parques e ambientes abertos. Na Itália, a situação ainda está crítica após um mês de isolamento social.

Com a queda da atividade econômica e o estresse do confinamento, a pressão para que essas medidas sejam relaxadas aumenta dia após dia. É nessa hora que surgem diferentes teorias de intervenção que nunca foram testadas, mas que ganham coro nos meios econômicos e políticos. Politizar a epidemia é um risco que corremos. Os interesses diversos de um ano eleitoral se contrapõem à emergência de saúde pública, elevando os riscos de uma catástrofe ainda maior.

No seio dessa discussão surge a proposta de uma "intervenção vertical", feita pelo Dr. David Katz, diretor do Centro de Prevenção de Doenças da Universidade Yale. O Dr. Katz propõe, em vez de um "confinamento horizontal total", com restrição ao comércio e à movimentação das pessoas, uma intervenção mais "cirúrgica", ou "intervenção vertical", que poderia causar menos danos à economia, evitando desemprego, queda da renda familiar e, com isso, mais doença.

Ele sugere que o isolamento social dure cerca de duas semanas, em vez de um período indefinido, e que, posteriormente, haja um isolamento exclusivamente dos grupos mais vulneráveis, deixando que os mais jovens se exponham ao vírus e adquiram imunidade. Os sintomáticos devem se autoisolar e retornar ao trabalho só com o desaparecimento dos sintomas. Os assintomáticos devem voltar às suas atividades normais de imediato.

Quais os prós e os contras dessa estratégia? Os prós são facilmente identificáveis: retorno ao trabalho e incremento da produção, evitando o desemprego, a recessão e as consequências da desaceleração da economia; redução do estresse causado pelo isolamento social; aceleração do período de exposição e, teoricamente, aumento do número de indivíduos imunes, formando uma rede de proteção aos mais vulneráveis.

E os contras? Estamos diante de um vírus novo, com comportamento ainda incerto, e não sabemos nem se a exposição a ele gera imunidade permanente. A teoria não leva em conta que jovens também desenvolvem quadros graves e morrem com essa infecção. É verdade que a mortalidade até 40 anos é baixa, menos de 0,1%, mas, em uma população de 5 milhões de pessoas, como da Região Metropolitana de Belo Horizonte (RMBH), teríamos o correspondente à queda de dois aviões com 200 passageiros jovens. Temos cerca de 500 mil idosos vivendo sozinhos na RMBH: como isolá-los do convívio social e por quanto tempo? Isso é exequível, ético e moralmente aceitável?

Em 27 de março, a Congregação da Faculdade de Saúde Pública da Universidade de São Paulo (USP), uma das instituições pioneiras em saúde pública no Brasil, divulgou uma nota à imprensa com os seguintes comentários:

> *"Não há contradição entre proteção da economia e proteção da saúde pública. A recessão econômica decorrente da pandemia será global e já é inevitável. Medidas de proteção social, especialmente o provimento de renda mínima para trabalhadores informais e complemento de renda para populações vulneráveis, a exemplo do que outros países estão fazendo, devem ser adotadas imediatamente.*
>
> *O isolamento exclusivo de pessoas em maior risco não é medida viável, especialmente em um país com as características do Brasil, com elevados índices de doenças crônicas não transmissíveis que constituem comorbidades relevantes diante da incidência do novo coronavírus.*

É importante ressaltar que a covid-19 pode ser assintomática, tem largo potencial de propagação e, como bem revelam os dados de outros países, pode acometer igualmente jovens saudáveis que, com a sobrecarga dos serviços de saúde públicos e privados, podem vir a engrossar as estatísticas de mortes evitáveis.

Neste momento de crise, mostra-se urgente e essencial reforçar as capacidades do Sistema Único de Saúde (SUS) no Brasil, ampliando o seu financiamento, articulando de forma eficaz e cooperativa as ações e serviços públicos de saúde prestados pela União, pelos Estados, pelo Distrito Federal e pelos Municípios, ampliando as ações de vigilância em saúde e consolidando protocolos e diretrizes terapêuticos nacionais que orientem a sociedade brasileira de forma segura e cientificamente eficaz. Deve haver imediata regulação da distribuição dos leitos de UTI, articulando os setores público e privado, a fim de garantir o acesso equitativo ao tratamento intensivo para o conjunto da população.

Ainda no que se refere à valorização do SUS, deve-se ressaltar a importância dos profissionais de saúde que vêm se dedicando à atenção dos infectados pelo novo coronavírus. É fundamental que o Estado brasileiro proteja esses profissionais para o pleno desenvolvimento de suas atividades, uma vez que são extremamente expostos ao risco de contaminação e às jornadas de trabalho intensas e exaustivas.

A situação dos idosos merece particular atenção. A banalização da ideia da prescindibilidade de suas vidas no discurso político constitui afronta inadmissível à dignidade humana. A subsistência dos idosos deve merecer políticas específicas, pautadas por preceitos éticos.

O sucesso da política de saúde voltada à contenção do coronavírus depende da adesão da população às medidas orientadas pelo Estado, que deve ser capaz de organizar e incentivar a ação social coletiva nesse momento estratégico. Assim, as ações e serviços públicos de saúde devem pautar-se pelas melhores evidências científicas, com total transparência, clareza e objetividade.

Por fim, o investimento em pesquisa e formação superior deve ser não apenas mantido mas incrementado de forma significativa e permanente. A experiência da covid-19 demonstra o quanto a ciência é imprescindível na resposta às emergências, além do extraordinário proveito da vinculação estreita entre a produção científica e os grandes sistemas públicos de saúde, com alto grau de fecundação recíproca".

Faço minha a posição dos colegas da USP. Entendo que o papel do Estado neste momento seja fundamental para acolher a população e dar segurança na condução de uma crise sem precedentes na história. Jamais propusemos isolamento social indefinido e fechamento total de atividades. Propusemos um afastamento social temporário e monitorado pelo indicador de exaustão do nosso parque assistencial. À medida que a situação for melhorando e os hospitais estiverem suportando a pressão da demanda, podemos ir voltando ao nosso ritmo normal de vida, sem os riscos de precisarmos de uma assistência de terapia intensiva e não dispormos de respiradores e outros insumos. Esse indicador deve ser monitorado dia a dia.

Merece destaque o que foi adotado por algumas empresas logo no início da crise. Para não parar a produção e, ao mesmo tempo, não expor a sua força de trabalho, estabeleceram um plano de contingência contemplando o afastamento temporário de funcionários de risco e o ajuste do ambiente de trabalho para evitar contaminação cruzada. O isolamento social é um tempo útil também para que as empresas se preparem para enfrentar a crise com lucidez e compromisso social.

Convocar as pessoas para o trabalho de forma atabalhoada e sem o mínimo de planejamento é uma atitude irresponsável e coloca em risco milhares de pessoas. Da mesma forma, um *indivíduo leigo preconizar tratamentos que ainda são experimentais como a tábua da salvação de um problema desse porte beira o charlatanismo*, podendo ser caracterizado como um crime contra a saúde pública nacional. A epidemia ainda nem começou direito e já tem gente desafinando. Haja paciência!

5

Elite

18/4/2020

A epidemia avança, deixando um rastro de sofrimento em todos os países. No Brasil, como prevíamos, não está sendo muito diferente. O vírus chegou através de pessoas que vieram de países onde a transmissão sustentada já estava ocorrendo. Portanto, chegou por executivos, turistas nacionais e estrangeiros. Geralmente, pessoas de classe social alta, em condições de ter um plano de saúde privado para se internar.

Naturalmente, São Paulo, Rio de Janeiro, Brasília e demais capitais correspondem aos locais onde a maioria dessas pessoas desembarcaram e se instalaram. Dessa forma, é compreensível que os primeiros casos da epidemia ocorressem nessas capitais e fossem, progressivamente, dispersando para as cidades menores.

Temos, então, uma epidemia que chegou pelas classes sociais A e B, deslocando-se, paulatinamente, para as classes C, D e E. Geograficamente, a epidemia se desloca das capitais, onde a densidade populacional é maior, para o interior. Portanto, considerando nossas dimensões continentais, teremos uma epidemia com um ritmo evolutivo diferente da Ásia, da Europa e da América do Norte. Esses continentes têm um nível de inter-relação muito maior entre si do que com a América Latina. Basta ver em sites específicos que monitoram o tráfego aéreo entre as diferentes regiões do planeta para chegar a essa conclusão.

A chegada mais lenta da epidemia para nós nos conferiu algumas vantagens e desvantagens. Tivemos algumas semanas a mais para nos prepararmos e tentarmos fazer o dever de casa, que não fizemos em décadas. Tivemos informações científicas importantes que nos permitiram entender o comportamento viral, sua dinâmica de transmissão e as estratégias de prevenção que funcionam, as que não funcionam e outras que têm forte possibilidade de contribuir para o controle da epidemia.

A principal desvantagem de sermos atingidos algumas semanas após os países do hemisfério Norte é termos de concorrer pelos escassos recursos e insumos para diagnóstico, tratamento e prevenção de casos, particularmente, equipamentos de proteção individual (EPIs) para proteção da força de trabalho nos hospitais. Nesse sentido, vivenciamos uma das situações mais bizarras em termos de relações internacionais, que foi a pirataria de equipamentos comprados pelo Brasil. Exemplo claro da cegueira para com o mundo e do exercício da "ética do venha a nós" e o resto que se vire.

O entendimento dessa característica evolutiva da epidemia em nosso país e em nossa cidade é fundamental para irmos encontrando soluções e alternativas ao isolamento social, que é opção única para conter um pico epidêmico devastador que compromete a capacidade assistencial dos hospitais, a vida das pessoas e a própria economia.

Até o momento, essa política adotada de isolamento e distanciamento social vem dando os resultados esperados. Não temos tido exaustão dos recursos assistenciais e o número de casos e óbitos encontra-se baixo em comparação com outras capitais. Ou seja, certamente iniciamos as medidas de mitigação no momento correto, o que comprova a assertividade dos modelos estatísticos e matemáticos que utilizamos.

Princípios científicos nortearam a implantação das medidas em curso e serão a base para os processos de flexibilização, como disse, em entrevista recente no *Estado de Minas* (15 de março de 2020), o amigo e parceiro na condução da epidemia de H1N1 de 2009, Dr. Rômulo Paes:

> *"Os bons resultados do isolamento social acabam minando o próprio isolamento social: você não vê hospitais lotados, não vê UTIs sobrecarregadas, todas as situações que não ocorrem exatamente por causa do isolamento. Aí, as pessoas começam a sair às ruas, a comprar os discursos negacionistas de quem desdenha da pandemia e tudo que mais se temia começará a acontecer."*

Gostaria de responder a uma pergunta que me fazem dezenas de vezes ao dia, inclusive minhas filhas, confinadas em casa por várias semanas:

– Quando tudo isso vai acabar e a vida vai voltar ao normal?

Quisera eu ter uma bola de cristal e responder com precisão essa pergunta. Porém, cada dia mais as evidências apontam para um problema de curso mais longo que o esperado.

Em estudo recente, publicado na revista *Science* (14 de março de 2020), pesquisadores da Escola de Saúde Pública da Harvard confirmaram o que temos dito aqui, em textos anteriores. Usando modelagem matemática, eles estimam que teremos ondas epidêmicas recorrentes com necessidade de isolamento social intermitente até 2024, caso não tenhamos uma vacina eficaz contra a covid-19.

Ou seja, estamos diante de um problema para maratonistas, e não para sprintistas. Temos de fazer uma corrida com planejamento e muita atenção para não esgotarmos nossas energias antes da hora e não chegarmos ao final. Temos de rever a nossa tentação de acharmos soluções imediatistas e não cair nas armadilhas do "mundo líquido" descrito por Zygmunt Bauman.

Estamos diante de um problema novo, para o qual não temos respostas imediatas, muito menos definitivas. De uma coisa temos certeza: não podemos voltar de maneira desesperada e sem critérios para a situação que conhecíamos como "normal" até pouco tempo atrás. Seria uma catástrofe epidemiológica.

Entretanto, temos estratégias para modulação e flexibilização do isolamento social, tendo como indicadores o grau de exaustão dos serviços de saúde, a incidência de pessoas já infectadas e imunes e o nível de adesão da população às medidas de distanciamento social, além de dados de mobilidade urbana. O uso dessas informações em modelos matemáticos permitirá um ajuste ao longo do tempo das medidas de isolamento e distanciamento social com critérios científicos.

Uma dessas medidas com potencial de reduzir a transmissão do vírus na comunidade é o uso sistemático de máscaras por todas as pessoas. Apesar de ser uma estratégia com fragilidades em termos de suporte e evidências científicas, é uma maneira de reforçarmos o distanciamento social e aumentarmos a percepção de segurança.

A realização de inquéritos sorológicos de amostras da população é o passo seguinte para o avanço da flexibilização segura. Pessoas com anticorpos neutralizantes contra a covid-19 poderão retornar às suas atividades habituais, apesar de não sabermos ainda se essa imunidade será perene ou não. Concluindo, apesar de estarmos ainda num momento em que as dúvidas são maiores do que as certezas, há luz no fim do túnel.

6

Isolamento

2/5/2020

Onde estamos na epidemia? Essa é a pergunta que amigos, familiares e jornalistas me fazem todos os dias. Num misto de exaustão pelo isolamento social e esperança de volta à "normalidade", todos, sem exceção, sentem-se gratos pelos resultados até aqui alcançados.

Temos em nossa cidade e em nosso estado índices de infecção pela covid-19 relativamente baixos, comparados com outras grandes cidades e estados do país. Nossos indicadores mostram estabilidade em níveis que ainda não pressionam os limites dos serviços públicos e privados. O número de mortes está abaixo do inicialmente projetado pelos cenários mais otimistas.

Entretanto, vivemos um frágil equilíbrio entre a racionalidade e o desespero. O sucesso das medidas em curso coloca em xeque as próprias medidas. Se temos tudo controlado, por que não liberamos geral e voltamos para nossas vidas como se nada tivesse acontecido? Como se tivéssemos vivido um grande equívoco, mas valeram as férias forçadas. Não é bem assim.

A epidemia de covid-19 terá ondas recorrentes em nosso país. Não somos a França, a Itália ou a Alemanha. Somos quase um continente. A epidemia por aqui, como dissemos em textos anteriores, ocorrerá em distintas fases com ondas de idas e vindas em classes sociais e regiões. Se não tivermos uma vacina eficaz, segundo estudos de pesquisadores da Universidade de Harvard, a epidemia persistirá em surtos até 2024.

Se hoje temos sucesso, não podemos cantar vitória antes da hora. O vírus circula em níveis contidos pela disciplina e pelo jeito mineiro de ser. Nós, mineiros, temos em nosso gene mineral a sabedoria de quem sabe esperar. Escutar mais e falar menos. Como dizia Benedito Valadares, "estou rouco de tanto ouvir". Assim somos, prudentes e amantes da nossa essência, que preserva o que há de mais valioso: nossas vidas e a de quem amamos.

Minas é saborosamente mágica, como catalogou Frei Betto, em suas inúmeras definições do que é ser mineiro. Na epidemia de 1918 não foi diferente. As nossas disciplina e prudência impediram que a doença por aqui tivesse os catastróficos números do Rio e de São Paulo. O cumprimento das medidas de isolamento social foi a chave naquela época e no presente.

Porém, a pressão para que haja uma liberação a qualquer custo das medidas que preservaram a vida de milhares de pessoas aumenta dia após dia. Por vezes, querem saber quando será o pico! Mas quem disse que teremos de ter um pico além do Itacolomi?! Percebo que há essa angústia por chegarmos ao pico da epidemia, como se, assim, a normalidade estivesse logo ali na esquina. Lembra-me a dor de tirar um esparadrapo, quanto mais rápido o puxamos, menor o tempo do sofrimento.

O pico de uma epidemia é também o momento de muita dor para milhares de famílias. Somos gente que não nasceu destinada à tristeza e ao sofrimento. Nossa obrigação é buscar a felicidade e a alegria. Dessa forma, nosso desafio é não termos pico algum. Lutaremos para que a curva se mantenha a mais achatada possível.

Assim, estaremos cada vez mais próximos de um tratamento efetivo, de uma vacina e da circulação de vírus menos agressivo. Isso porque a sábia natureza configurou os parasitas com a sabedoria de não destruir todos os seus hospedeiros. Se assim ocorresse, seria a morte do próprio parasita e sua extinção.

Na epidemia atual, existem coronavírus distintos em circulação. Os mais agressivos, felizmente, são a minoria. Com o tempo, circularão as cepas menos agressivas, que permanecerão por tempo indefinido. Portanto, esse é um lado do isolamento social ainda pouco valorizado. Não queremos picos nem encher covas, apesar de a termos aberto, por prudência mineira.

Como diz o ditado, "o bom mineiro não laça boi com embira, não dá rasteira em pé de vento, não pisa no escuro, não anda no molhado, só acredita em fumaça quando vê fogo, não estica conversas com estranhos, só arrisca quando tem certeza e não troca um pássaro na mão por dois voando".

Assim, vamos seguindo vivos e com a esperança de que vai passar. Porque vai passar, mas, enquanto isso, fiquemos em casa com a paciência e a prudência que Deus nos deu.

7
Fôlego

9/5/2020

Há poucos dias, propus ao nosso tradicional e altamente ativo grupo de discussões da Sociedade Brasileira de Infectologia (SBI) a criação de um novo subgrupo de WhatsApp. O motivo era a mistura de piadas com o último trabalho publicado pela conceituada revista *Nature*. Estava, na verdade, ficando difícil ler a *Nature*, ou qualquer outra publicação científica, por mais inédito e apelativo que fosse o título.

O humor corrompe e deteriora o mais hermético dos grupos de WhatsApp. Assim, foi criado um grupo só para piadas, poesias e curiosidades. O outro grupo simplesmente continuou. Não temos estatística de qual dos dois tem sido mais frequentado, mas não temos dúvida de qual é mais divertido!

Quem pensa que cientista não se cansa está enganado. Sem diversão, não há criação. Cara fechada não cria nada além de azia, má digestão e placa nas coronárias. A ciência exige alegria e bom humor. Caso contrário, torna-se cansativa e burocrática como qualquer outra atividade que sonha com o *happy hour*.

Nesse grupo alternativo, pérolas do humor vão surgindo aos montes a cada minuto. Uma necessidade quase que fisiológica: rir para não chorar. Entre as pérolas do humor, a primeira:

"E no silêncio da noite, me pego pensando... pensando... custava ter fervido o morcego?!"

Certamente, uma pergunta-chave que evitaria esta catástrofe mundial. Uma lição clara de prudência sanitária. Antes de comer qualquer coisa, pense muito bem se esse ato não virará o planeta de pernas para o ar. Se não pensar, pelo menos ferva!

Outra pérola: "Conversei hoje com um amigo engenheiro graduado pelo ITA, mestrado em Stanford, doutorado em Harvard, pós-doutorado no MIT, e perguntei o que ele estava fazendo na quarentena. Ele me respondeu: 'Estou fazendo um trabalho sobre Tratamento Hidrotérmico de Cerâmica, Vidro e Metais num ambiente de Tensão'".

Fiquei muito impressionado e pedi mais detalhes para entender. Então, ele me explicou que estava lavando louça com água quente, sob a supervisão da esposa.

Reflexos do isolamento social em casal. Tem gente que depois da lua de mel jamais tinha passado tanto tempo com a esposa. Precisou de um vírus para consumar o casamento. O juramento estabelecia parceria na saúde e na doença, mas nada foi dito sobre quarentena. Trata-se de séria questão jurídica sobre a qual advogados perderão o próximo século discutindo.

Os criadores de tratamento são impagáveis: se juntarmos os anticorpos do Silvio Santos, do Roberto Carlos, do Mick Jagger e da rainha Elizabeth, a vacina está pronta. Aliás, a rainha Elizabeth tem sido a personagem-chave para justificar a devolução dos testes sorológicos pela Inglaterra à China.

Segundo as *fake news* mais confiáveis, o teste para corona feito na rainha deu que ela estava grávida. Um escândalo no reino! Sutileza para se pensar duas vezes antes de submeter a população a testes feitos às pressas por empresas de fundo de quintal e executados por balconistas de farmácia, sem qualquer controle de qualidade e segurança.

Uma estratégia clínica cada vez mais referendada por estudos científicos para diagnóstico de covid-19 foi adotada pela prefeitura de Cametá (PA): coloque no centro da mesa um cupuaçu aberto, ou uma manta de pirarucu seco, se não sentir o cheiro, corre para a UPA, que tá pegando. Criatividade e sabedoria popular que valorizam talvez uma das mais marcantes e sutis características clínicas dessa doença: a perda do olfato e do paladar.

Aliás, tenho usado um *slide* que copiei do meu colega Unaí Tupinambás, extraído da obra-prima de Guimarães Rosa. Trata-se de uma fala do personagem Riobaldo: "Não sei de nada, mas desconfio de muita coisa…". Diante de tantas incertezas, Riobaldo nunca esteve tão certo. Desconfio também que fizemos uma das descobertas mais importantes da história da humanidade: a morte não tem cheiro nem gosto, é insossa…

Preocupado com os feriados perdidos, há quem pergunte: Alguém sabe informar se irão repor esses feriados que estamos perdendo!?!

No meio de todas essas doses profiláticas de humor, surgem citações sábias, como esta, atribuída a Ralph A. Emerson: "Uma redefinição de Sucesso: rir muito e com frequência; ganhar o respeito de pessoas inteligentes e o afeto das crianças; merecer a consideração de críticos honestos e suportar a traição de falsos amigos; apreciar a beleza, encontrar o melhor nos outros; deixar o mundo um pouco melhor, seja por uma saudável criança, um canteiro de jardim ou uma redimida condição social; saber que pelo menos uma vida respirou melhor porque você viveu. Isso é ter sucesso".

E, assim, o humor criativo do mundo, particularmente do brasileiro, vai driblando a epidemia e as incertezas. Rir da própria desgraça torna a realidade mais leve e palatável. O humor é a vacina contra a depressão e o sofrimento inútil. O universo morre de rir da nossa tristeza. Portanto, vamos continuar vivendo de rir. Antídoto poderoso contra o sofrimento e a negação da nossa temporalidade. Somos o que somos: humor, humores, rumores e pó.

Continuemos em busca da criatividade e da felicidade possíveis nos momentos mais tensos e dramáticos da nossa profissão e nossa curta existência. O humor é o amor epidêmico que surge no caos nosso de cada dia. Vida na essência...

8
Cloroquina

16/5/2020

Experts em algo inédito são o que mais se vê nesta epidemia. Um presidente fazendo prática ilegal da medicina e indicando medicamentos, assessorado por um deputado e não pelo seu ministro da Saúde. Príncipes trevosos birrentos, linguarudos e despudorados, protegidos pelo papai poderoso e incentivados por seguidores hipnotizados e tecnologizados.

Se faltava uma coroa, não falta mais. O corona chegou e virou o reino de cabeça para baixo. Fechou de igreja a prostíbulos no mundo inteiro. Mas aqui seria diferente. O clima nos protegeria. Sol, vitamina D e samba serão antídotos poderosos contra o invasor. Não protegeram. Temos a cloroquina, ela nos salvará. Pouco provável.

Pesquisas chinesas são como os brinquedos lá produzidos, acabam rápido e são tóxicas, assim como a cloroquina. Quando a epidemia chegou na Europa e nos Estados Unidos, a cloroquina começou a descer a serra. Não há milagreiro que resista à ciência com evidências e a uma imprensa livre. A epidemia que, num país de 2,5 bilhões de habitantes, milagrosamente ficou numa cidade só, Wuhan, merece toda desconfiança do mundo!

Fenômeno muito parecido com o que vem ocorrendo aqui! A epidemia está em todos os lugares, menos no castelo coronal do Planalto. Lá, concentra-se nos erros dos governadores e prefeitos alarmistas. Palco de figuras dantescas de posturas estapafúrdias, Brasília, com sua arquitetura única, recebe a cada quatro anos visitantes que gostariam de permanecer eternamente em berço esplêndido, ovacionados por multidões hipnotizadas pelo fascínio de seus reis.

Assim, entre epidemias, fomos sobrevivendo de maneira trôpega às bizarrices de nossa tortuosa história. Surpresa será se um novo normal se estabelecer após esta inusitada catástrofe. O discurso obtuso de salvar a economia em detrimento de vidas é tão cego que não percebe que a derrocada econômica provocada pela epidemia foi oriunda de uma saúde abandonada ao longo de décadas e atropelada por um único vírus.

O pior é que existem vários outros vírus e bactérias candidatos à pandemia monitorados pelos centros de controle de epidemias mundo afora. Esse não é o primeiro e não será o último. O "novo normal" exigirá mudanças conceituais importantes do que seria segurança nacional. A nova segurança significará mais ciência e menos armas; mais tecnologia para a saúde e menos obras faraônicas; mais arte e cultura e menos sectarismo pedagógico; mais honestidade diante das incertezas do que a empáfia dos "*experts*" em solo de Vênus.

Mas, sobretudo, a nova normalidade deverá estar muito atenta ao subterrâneo dos discursos negacionistas. Por trás de bordões fatalistas, como "todo mundo vai pegar mesmo, pô! Gente vai morrer mesmo, e daí?! Sou atleta… isso é uma gripezinha…", encontra-se um desprezo perigoso pela vida alheia e pela dignidade humana, só visto nos momentos mais cruéis e sombrios da história da humanidade.

O discurso eugenista de que velhos doentes e miseráveis podem morrer para salvar a economia, além de equivocado e cruel, é perigoso para o nosso país e para o planeta. A última vez que princípios como esses se proliferaram, morreram 85 milhões de pessoas no mundo... Prova de que ideias e bordões podem ser mais letais que qualquer coronavírus.

9
Afeto

23/5/2020

Recebi um belíssimo vídeo protagonizado pelo mergulhador Neil Barreto, no qual ele, no fundo do mar, percebe a aproximação de uma enorme garoupa. Fica imóvel. O peixe se aproxima lentamente. Ele estende a mão e o acaricia. O peixe se deixa acariciar e parece também se deliciar! O encontro acontece na paz do fundo do oceano. A proposta de Barreto é "Pedras por afeto".

Sugere que, apesar da distância entre as espécies, o carinho, a paz de espírito e a leveza nas relações são capazes de aproximar as mais distintas criaturas. Seguindo o mesmo princípio, penso no ser que aterroriza o planeta neste momento. Penso nos segundos antes da migração transespécie feita para chegar até nós. Uma viagem de minúsculos seres primitivos com uma lógica própria e caótica. Reproduzir-se, manter-se, mutar e transformar os demais seres pelos quais vai passando é sua missão no universo biológico.

Certamente, tudo muito distante de qualquer lógica que habita nosso dia a dia. Mas onde o afeto importa nessa história?! O afeto é nosso, não do vírus. Ele apenas faz o seu papel de provocar alterações necessárias à natureza para que, em algum momento, o afeto seja percebido como necessário na fase consciente dos seres vivos. Traduzindo, o amor é nosso, e o vírus não tem nada com isso. Mas temos de admitir que alguma coisa mudou em todos nós desde o princípio desta epidemia.

Ficar em casa e arrumar as gavetas da alma faz bem. Ao contrário da frenética velocidade da replicação viral, ficar parado nos permite perceber o barulho das bolhas de ar no fundo do oceano do nosso caótico jeito de viver. O mesmo ar que pode nos faltar ao encontrarmos com o ser que viaja pelas nossas inconscientes e inconsequentes atitudes.

No silêncio, o afeto pela mais primitiva das criaturas emerge, e agradeço pela lucidez que pode surgir dessa parada não planejada, mas que o destino fez com que acontecesse. Um mundo mais limpo, mais conectado pela música, mais afetuoso... Onde estávamos há dois meses?! O que mudou nesse período de quarentena?! Para responder essas perguntas, é necessário debulhar os símbolos quarentena... pedra... afeto.

Sim, entender o significado do hiato em nossas vidas e o presente que recebemos de um dos seres mais primitivos que conhecemos é trabalho que cada um pode fazer, na paz que só a solidão permite. Mudar é a missão do vírus. Acordar o afeto que habita a profundeza da alma de cada um de nós, enquanto há tempo, é opção nossa.

Alguns colegas de várias regiões do Brasil e do exterior têm me perguntado o motivo pelo qual nossos dados epidemiológicos em Minas e Belo Horizonte, em particular, estão tão bem-comportados. Às vezes, respondo de forma bairrista para provocar meu compadre gaúcho, Fábio Gastal: "Aqui corona não pega carona...". Tento as mais diversas explicações, mas cada dia me convenço mais de que se trata do segredo das montanhas. Se não sabíamos para que servem nossas montanhas, agora sabemos.

Nossas jazidas de ferro e aço refletem a alma mineira. Não é à toa que sorrateiramente o mundo tenta levá-las. De vagão em vagão, vão desbridando nossas montanhas que as nuvens carinhosamente tentam beijar, lembrando que um dia fomos mar, hoje, pedras com afeto. Acariciamos nossas montanhas...

Mas o que há de tão precioso neste chão de aço camuflado de verde exuberante?! Aqui se esconde o segredo de Drummond e seu falso touro espanhol tomado, a genialidade das letras de Brant na cristalina voz de Nascimento. Aqui os grandes sertões e seus Buritis são o oásis onde brotou uma rosa. Em terra de Reis, Tostão e Maravilha, a cobiça é grande. Tentam subtrair o que temos de melhor. Nosso jeito único de falar e até a fórmula mágica do pão de queijo!

Nossas montanhas são, na realidade, um filtro contra a usura alheia. Barreira contra a insensatez, permitem ver ao longe ameaças e intempéries. Prudência de quem mira o horizonte e esconde ouro em suas entranhas, cujo brilho é o olhar de cada um que habita esta terra. Aqui, gente é a gente!

Aqui é Minas, terra inconfidente e inconfundível, onde nascem os rios que lavam um país e inundam oceanos de esperança. Caminho lúcido do meio... Somos montanhas, rios, vales e gente única. Isso é Minas!

10

Estranhamento

30/5/2020

Há poucos dias, recebi uma mensagem no mínimo curiosa do Bráulio, meu amigo e estatístico com o qual trabalho há décadas: "Carlos, decidi não incluir o ano de 2020 na minha idade. Eu não usei!". Fiquei por alguns minutos matutando sobre a drástica decisão do amigo. Será que este ano, de fato, é para ser ou não ser esquecido? Se ele analisa com tanto carinho e sofisticação metodológica os dados complexos dos hospitais onde atuamos, alguma razão matemática deveria ter.

Parar quase tudo e ficar em casa, relacionando-se com o mundo através do computador, seria isso a ser esquecido? Claro que não! Arranjamos um novo jeito de nos comunicarmos, sem a necessidade de perder tanto tempo no trânsito, respirando fumaça e levando fechadas de motoristas mal-educados. Saudade nenhuma disso!

E do aeroporto, alguém sente saudade? Eu, nem um pouco. Minha teoria é que, se você nunca perdeu um voo, é porque está perdendo muito tempo em aeroportos. Chego quase sempre correndo, todos os alarmes apitam na inspeção. É nessa hora que excomungo o 11 de setembro. Esse, sim, é um dia para ser esquecido. Sou, geralmente, o último a entrar na cabine, sob o olhar de recriminação do primeiro ao último passageiro. O desafio seguinte é colocar a mala no bagageiro. Tudo cheio, vai ter de despachar! Se nessa hora você tossir ou espirrar, vai certamente viajar junto à própria mala...

Além de tudo, reuniões *on-line* não têm turbulência. No máximo, interferência do seu filho, que passa atrás da câmera, dá tchau para todos e pede para limpá-lo. Nada constrangedor. Pelo contrário, dá um ar de pai moderno que participa da criação dos filhos e faz tarefas domésticas as mais diversas. Quem nunca limpou uma criança não pode ser muito confiável.

Talvez entrar e sair de casa seja algo que complicou muito nossa vida. Há alguns dias, um repórter me ligou perguntando qual seria a maneira segura de entrar em casa. Preparando-me para dar a inusitada entrevista, comecei a listar os passos necessários para um adentramento seguro no domicílio.

Como a sequência estava ficando interminável, resolvi fazer uma pesquisa bibliográfica na literatura e pedir sugestão aos colegas do nosso grupo da Sociedade Brasileira de Infectologia (SBI). A pesquisa bibliográfica foi tempo perdido, nada de sistemático. Porém, a resposta do grupo da SBI foi imediata. Veio através de um texto colocado sem autoria em nosso grupo de "zap" extraoficial:

– Pegue a correspondência.
– Espere o elevador chegar e veja se não tem ninguém.
– Passe álcool nos botões do elevador.
– Suba e vá até sua porta.
– Tire a máscara.
– Desembace os óculos.
– Faça massagem nas orelhas pra voltarem ao lugar.
– Passe álcool nas orelhas e nas mãos.
– Passe álcool nos óculos.

– Tire o sapato.

– Abra a porta.

– Passe álcool na sola do sapato.

– Não deixe a porra do gato sair para o corredor.

– Ponha a correspondência na mesa.

– Pegue o gato que saiu.

– Passe álcool nas patas do infeliz.

– Passe álcool nas meias porque você correu atrás do gato no corredor.

– Tire as meias.

– Tire a roupa.

– Não, pô, só quando você estiver dentro de casa.

– Passe álcool no corpo.

– Passe álcool na roupa.

– Passe álcool no chão onde você deixou a roupa.

– Passe álcool na correspondência.

– Passe álcool na mesa aonde você colocou a correspondência.

– Procure o gato.

– Putaqueopariu! Vá pegar de novo o gato no corredor.

– Espere!!! Coloque a roupa antes. Agora vá.

– Pegue o gato e passe álcool nas patas dele.

– Jogue a porra do gato para dentro do apartamento.

– Passe álcool na sola dos pés.

– Passe álcool na maçaneta do lado de fora.

– Passe álcool na maçaneta do lado de dentro.

– Passe álcool no molho de chaves.

– Passe álcool na sua carteira.

– Passe álcool no RG.

– Passe álcool no cartão da C&A.

– Passe álcool nas moedas.

– Passe álcool nas notas.

– Passe álcool nos cartões de crédito. Até nos vencidos que você guarda sabe-se lá por quê.

– Passe álcool na sua CNH.

– Passe álcool no vidro de álcool.

– Passe álcool nas mãos.

– Cadê a porra do gato?

Dada a precisão dos relatos, fui atrás do cientista que descreveu esse complexo protocolo. Para minha surpresa, encontrei a poetisa Milena Medeiros, uma paulistana que tem um charmoso site, chamado Alma de Poeta. Tentei contato com autora para saber se ela havia passado acidentalmente pelo Planalto, mas não a encontrei.

Imagino que a dificuldade para entrar em casa seja o reflexo do amor pela própria vida, ou pela vida do gato – que tem sete a mais que nós –, ou pela de alguém muito especial que tenha mais de 60 anos e pequenas macacoas que o vírus pode não perdoar.

Como relatou Milena, de fato, algumas coisas ficaram estranhas e complexas em 2020. Nem por isso é motivo para que este ano não seja contado em nossa existência. O Bráulio, pela primeira vez, estava estatisticamente equivocado. Os resíduos matemáticos de 2020 são importantes e farão toda a diferença no futuro. Tempos de chumbo e vírus jamais podem ser esquecidos.

Querem saber?! Cancelei a entrevista. Se não tenho habilidade para entrar em minha própria casa, esse é um bom motivo para não sair dela, particularmente em tempos de uma nova pandemia e velhas doenças crônicas que voltam a ameaçar a nossa capenga saúde democrática.

11

Boteco

6/6/2020

Será que fomos para o lado errado?! Quando o futuro é incerto, o que importa é o hoje. Porém, nos dias atuais, ver o seu time ganhar um campeonato inesquecível, não interessa quando, é como se fosse hoje. Motivo para foguetório! O passado importa tanto que a indústria ressuscitou o fusca, que de novo morreu, renasceu e continua vivo. Quem sabe isso não explique o inexplicável?!

O passado impregnado em fotos de quem já se foi reencarna o instante e o reconstitui. Eternizado o momento, seremos, para sempre, o que não somos mais... Para onde iremos depois da tempestade?! Seguiremos nosso caminho por uma estrada tão incerta quanto aquela pela qual chegamos até aqui. Mas diferente... Se iremos pela direita, pela esquerda ou pelo centro, não interessa, o que importa é podermos escolher e sabermos para onde ir...

Aaaah, gato danado! Não faça pergunta difícil neste momento, quando o sentido não faz o menor sentido. Mudamos nossas vidas tão rapidamente que não deu tempo nem de ajeitar o corpo. As tentativas de voltar ao normal anterior nos impõem uma máscara que caiu na cena passada. E, na cena seguinte, como enfrentar o medo do quarto escuro?! Dando as mãos e enfrentando-o, posto que é parte de todos nós, ou fechando os olhos e seja o que Deus quiser?

Esperança e fé em nossa capacidade de superar e nos adaptar aos planetas mais longínquos é o que nos move em direção ao universo infinito. Mesmo que não possamos voltar, temos de seguir adiante.

Meu avô dizia: "Porteira fechou, vá para frente, ache uma encruzilhada e siga sem olhar para trás, pelo caminho que tiver menos poeira"...

Pois é, estamos nesse ponto. Uma nova realidade se impõe; voltar não é possível. Cá para nós, estávamos precisando de um trevo. O ar acabando, rios secando, geleiras derretendo e a gente sem saber como parar toda a engrenagem macabra a nos destruir. Precisávamos dessa chacoalhada para aprumar a consciência.

O prazer é absolutamente sedutor. O que é bom é bom demais da conta... Adoramos o boteco na esquina, um bate perna no shopping ou um café na livraria favorita. De fato, o encontro inusitado e o prazer fugaz de uma conversa distraída são terapêuticos, assim dizia Roberto Drummond.

Assim como a maioria da população, estou sedento de tudo isso. Após mais de 70 dias de reclusão, a abstinência surge de forma aguda. Mas o vírus está lá fora! Qual vírus? O corona, esqueceu?! Foda-se o corona! Estou sedento de boteco, preciso de uma cerveja no balcão. Agora!!!

Revelo aqui o conflito mais profundo da minha alma neste momento. Sei que compartilho com milhares de amantes de botecos esse mesmo sentimento. Ou seja, fazemos terapia com o garçom e com o desconhecido que nos escuta. Bem mais barato que a formalidade de um consultório, onde falar de nós mesmos é um parto pélvico e caro. A eficácia pode ser questionável, mas... a cerveja e a comida de boteco, não.

Ao longo de décadas fomos por um determinado caminho. Será que optamos pelo rumo do pão e circo e agora a realidade cobra o seu preço?! Ficamos na famosa sinuca de bico. O preço é caro: quem merece viver ou morrer por falta do gratuito ar?! Gratuito ar que não penetra nos pulmões, no sangue e nos neurônios, os quais permitem a distinção dos princípios éticos necessários ao relacionamento entre humanos.

Valorizamos nesta vida o que realmente importa? A festa não é nem poderia ser infinita. Delegamos nossa saúde ao Estado, mas não nos preocupamos com o que o Estado faz com nossos sonhos. De repente, chega um vírus e desnuda a realidade. Não temos onde buscar o oxigênio tão necessário. Alguém nos sonegou o ar para viver com o joelho em nosso pescoço... Não posso respirar!

Ficamos à mercê de uma loteria macabra: será que entraremos pelo cano ou mereceremos um tubo pela traqueia que nos constrangerá por termos tirado a vida do paciente ao lado? Tempos difíceis são assim, somos nós ou o vizinho; o bandido que nos assaltou ou o político corrupto que nos sonegou o respirador; a sabedoria do velho ou a promessa do novo; o boteco ou a vida. Quem merece desembarcar e quem merece continuar nessa viagem cuja estação final é a mesma?!

Nossos impostos pagos nos reservam uma cova. Eventualmente solitários, mas, provavelmente, empilhados em dívidas impostas por um Estado sedento até mesmo do ar que respiramos. Sem flores em velórios e até mesmo no Dia das Mães, o mundo ficou distante de nós mesmos.

Precisávamos de um vírus para nos prender em casa e, curiosamente, libertar-nos da injustiça que permeia nosso destino, do berço ao túmulo.

Presos, seguiremos buscando a impossível liberdade. Da peste do século XIV ao corona dos dias atuais. Da Cruz mágica ao mundo digital e líquido.

A vida se esvai por entre os dedos de quem nunca a teve. Morremos muito antes de nascer, quando os princípios que regem a sociedade não estão em nossas mãos. Peste, cólera, dengue e coronavírus são apenas despertadores a nos acordar do sono profundo e da embriaguez que a ilusão de felicidade nos proporciona.

Mas, ainda assim, preciso de um copo de cerveja no balcão. Afinal de contas, sou ou não sou dono do meu destino?! Caso contrário, não vale a pena... fico em casa. Contrariado, mas fico. Fico em nome de quem eu amo, em respeito ao meu vizinho e porque sei que vai passar. E aí respiraremos em paz. Sem armas! Muita arma é sinal de pouco ar... Quando passar, como diz meu amigo Gustavo Pena, mago das linhas arquitetônicas, iremos nos encontrar no CoronaBAR ou no VirusPub ou no charmoso ÁlcoolGirl... Um inferninho imperdível.

12

Mortes

13/6/2020

O texto de hoje é uma homenagem à vida. Às quatro estações da nossa existência. À primavera e sua explosão de cores, aromas e esperança. Ao verão e ao suor que brota de nossos poros; ao outono, tempo de colher, e ao inverno, momento de recolhimento e de degustação do vinho e do ciclo da vida.

Pois bem, é isso que nos está sendo sonegado. O desprezo pelos que prepararam a terra, plantaram e pisaram a uva é patente. O que o vírus pandêmico desnuda é o desprezo pela vida, pelo trabalho e pela dignidade humana das sociedades cujos governantes têm uma visão que não vai além do seu próprio nariz. Aliás, nariz que deveria estar sempre coberto por uma máscara. Entretanto, o que a máscara não esconde é a perversidade e a estreiteza de princípios.

Pois bem, ao minimizar o impacto do vírus numa sociedade e principalmente não a acolher no seu momento mais funesto, o que se despreza são pessoas e a esperança de um povo. Isso nos leva a entender que os CPFs dos que estão sendo destruídos pelo vírus têm propósito.

Vejamos como vem sendo a viagem do vírus pelo planeta e a reação das diferentes sociedades à presença do incômodo visitante.

A China o escondeu o quanto pôde e ainda o esconde no meio dos seus 2,3 bilhões de habitantes. Um mistério a ser desvendado. Como pode uma epidemia como esta não devastar uma das mais densas populações do mundo? Ao sonegar informações, sonega-se o sofrimento. O que sobra são dividendos concentrados e decantados nas mãos de poucos companheiros. Algo não cheira bem nessa história. O vírus tem mesmo esse poder, sonega o aroma e o paladar das iguarias mais exóticas.

Na África, berço da humanidade, a população já sofrida com aids, ebola e guerras intermináveis absorveu o problema com resignação. Tragédia sobre tragédia não altera o futuro, só o abrevia. Na Europa, continente de tantas guerras e calejado pelo sofrimento imposto pela insanidade humana, o golpe foi duro e absorvido com as diferenças que marcam a colcha de retalhos cultural, travestida de uma só.

As nações que mais desprezaram os princípios humanísticos no passado e foram palco das maiores atrocidades jamais vistas mostraram que o sofrimento é pedagógico. O pragmatismo alemão deu um show de maturidade, sensibilidade e elegância. Os franceses se reconciliaram com os coletes amarelos e enfrentaram a dor com a altivez da Torre Eiffel. Os italianos, confusos, não sabiam se corriam ou se ficavam e foram atropelados pelo vírus. Pelo menos não esconderam os caminhões de mortos. O papa confinado no Vaticano rezou pelo Zoom, viu o vírus pela greta e sobreviveu, assim como a rainha da Inglaterra. Essa é eterna.

O Canal da Mancha não segurou o corona, que invadiu o negacionismo inglês e levou a arrogância para a UTI. Os espanhóis lutaram bravamente com suas esquadras e, ao final, afundaram como os italianos. Já nossos patrícios portugueses ficaram quietinhos dentro de casa e usaram a técnica do seu Tiãozinho, meu técnico de futebol lá de Ibiá: "Ligeireza, marvadeza e gol de cara, depois nois arrecoi e fica veiaco". Jogo ganho na certa. Os portugueses se saíram muito bem e já planejam içar velas para além-mar.

Os suecos não "arrecoieram", cantaram vitória antes da hora e levaram de 10 a 0 do vírus. Viraram párias do continente. Mas a "trumpalhada" seguinte foi ainda pior. O topetudo norte-americano levou porrada de todos os lados do corona. Negou, bloqueou, confiscou, nada funcionou. Deu um show de inabilidade, grosseria e inconsequência. A resposta está agora, nas ruas. Sufocou o seu povo e agora se vê sufocado.

Cena dantesca pior, só a nossa. Fomos ironizados até pelo Trumpalhão!

Negamos o vírus e agora adotamos a técnica chinesa de omitir os mortos. Ironizamos o corona e tropeçamos na mangueira dos bombeiros, que nada puderam fazer para apagar o incêndio de estupidez e arrogância. Sinceramente, até as urnas eletrônicas devem estar querendo se autossepultar de vergonha de terem eleito um indivíduo tão desatento ao seu povo.

O discurso eugenista não esconde a macabra arquitetura oportunista da funesta reforma previdenciária. A mortalidade de pessoas acima de 60 anos tem sido devastadora no nosso meio. Segundo o Boletim Epidemiológico do Ministério da Saúde da semana entre 17 e 23 de maio, 69,4% dos óbitos por covid-19 no Brasil ocorrem em pessoas acima de 60 anos. Nessa faixa etária, são grandes as chances de não se degustar a quarta estação. Percebam que a idade para a aposentadoria compulsória foi reduzida pelo vírus… A previdência está salva?!

A lua, lá de cima, viu tudo e ficou calada… Mas não conseguiu esconder os 134 colegas médicos mortos até o momento, uma amostra das mais de 35 mil pessoas que já perderam a vida nesta genocida epidemia.

Atualizo esta crônica indicando o link https://memorial.cfm.org.br/, por meio do qual você pode acessar a lista do Memorial aos médicos vítimas da covid-19 no Brasil até dezembro de 2020.

13
Canalhas

27/6/2020

A tragédia humanitária da epidemia expõe no subterrâneo do Planalto a ilusão de honestidade e quase santidade que iludiu mais da metade da população votante deste país. Cá para nós, não tínhamos muita opção. Ou legitimaríamos a ladroagem do passado ou arriscaríamos. Arriscamos.

Não foi uma boa!

Afinal, o rastro do Queiroz foi tão marcante quanto o do corona ao longo de sua trajetória da China aos nossos lares. Tem gente com medo de abrir a porta de casa e encontrar o Queiroz sentado no sofá. Do nada ele aparece de pijama e com o colchão! O Wassef que o diga! O cara morou na casa dele por mais de um ano e ele nem notou! A hipótese de serem casados não pode ser afastada pela PF.

E o sumiço da mulher dele?! Dizem as más línguas que ela fugiu com o Weintraub para Miami! Será? Acho pouco provável, afinal, viver com aquele mala mal-educado é condenação ao sofrimento eterno. Ninguém merece. Num mundo de imprensa livre e Polícia Federal independente, rastros são como música que não esquecemos.

Chegamos ao autor ao ouvirmos as primeiras notas. O corona obstrui cheiro e gosto, mas não o rastro.

Geneticamente existem marcadores inequívocos que nos levam ao hospedeiro principal – o morcego. As mais de 50 mil mortes de uma "gripezinha" também têm lastro! O abandono e a desigualdade começam no Brasil imperial e chegam aos dias atuais.

A proximidade com o poder sempre foi sinal de imunidade às doenças de caráter. Onde fomos parar?! No rastro da miséria política de uma família cujo passado recente compromete nosso futuro. Os marcadores genéticos não negam, o hóspede do Planalto é a origem. Enquanto o corona nos leva para o túmulo, desenterra meios escusos de se chegar ao poder e camuflar verdades incômodas.

Não respeitar princípios de civilidade nos coloca em caminhos delinquentes e inconsequentes. Solo fértil para o corona. Terra arrasada, povo exposto, hospitais exauridos de leitos e cemitério lotado... e o pior, viveremos ondas e ondas epidêmicas, sem anestesia!

Estamos mergulhados numa crise humanitária, política, ética e moral sem precedentes. Desencontros entre lideranças fazem com que a população não saiba por onde caminhar, criando um clima beligerante que compromete a lucidez e a razão. Sobram canalhas e faltam estadistas em nossa história.

Por vezes me questiono, precisamos mesmo de um Estado?! Acordo rapidamente do meu devaneio anarquista ao lembrar da vizinhança. Sim, precisamos, ainda precisamos. A falta de sensibilidade para a tragédia de um povo não pode ser escondida em Atibaia.

Epidemia e crime contra a humanidade por omissão são uma fratura na frágil expectativa de um povo nos princípios éticos de nossos políticos. A rachadinha é uma fratura que abre vales intransponíveis para um futuro confiável.

A pandemia foi um furacão na ilusão de um projeto político sombrio e miliciano.

O Brasil não merece nem uma coisa nem outra. Mas, se pudéssemos escolher, não tenho dúvida de que ficaríamos com a pandemia. Esta, como diz o Chico Xavier, vai passar, tudo passa. Já a outra não nos tem perdoado desde os primórdios imperiais. Chame o ladrão, chame o ladrão...

14

Negacionismo

4/7/2020

Tempos difíceis, estes. Se já não bastasse o ineditismo do vírus e da pandemia, agora temos de lidar com os ilusionistas. Ontem recebi uma mensagem de um grande amigo me solicitando uma receita de ivermectina para ele e a esposa. Ele definiu a posologia e o número de comprimidos a serem formulados. Pediu que eu prescrevesse uma quantidade maior para fornecer também aos seus funcionários. Por se tratar de um lombrigueiro, mal faria apenas para as lombrigas.

Por se tratar de uma daquelas pessoas pelas quais você tem o maior apreço, carinho e respeito, como dizer não?! Dizendo não! Exatamente por todo o apreço que lhe tenho, não posso colocá-lo em risco, nem aqueles que ama e quer tão bem. Consciência e juramento hipocrático podem contrariar um amigo, mas prefiro contrariá-lo do que perdê-lo definitivamente para o barqueiro, em função dos efeitos colaterais de uma droga.

É comum em nossa prática médica esse tipo de situação, que, vez por outra, constrange-nos ao extremo. Quanto mais próximas são as relações, mais frequentes são as solicitações. É o seu sobrinho querido que lhe pede uma receita para a namorada do irmão do amigo da tia da avó do vizinho dele. Um simples Rivotril! Não custa nada!

Sim, custa! Custa muito! Pode me custar o CRM pelo qual lutei boa parte da minha vida. Porém, mais caro do que isso é a consciência do prescritor. Não faz muito tempo que as famílias tradicionais faziam questão de ter um filho médico e um padre como forma de garantia e segurança na perenidade e na eternidade.

Colegas dermatologistas já me confessaram terem sido forçados a ver manchinhas na avó da namorada em banheiro de salão de festas. Claro, por uma namorada nova, dependendo da situação, até valeria o sacrifício e o constrangimento. Fico imaginando os proctologistas com a hemorroida do sogro...

Bem antes desta epidemia já existiam estudos que mostravam que os infectologistas, depois dos dermatologistas, eram os especialistas mais submetidos a consultas informais pelos seus próprios colegas. A famosa consulta de corredor, atualmente substituída pelo WhatsApp. Com a chegada do corona, superamos de longe os dermatologistas.

Nesta epidemia, Hipócrates tem sido confundido com hipócrita. Não faltam vendedores de sonhos para uma população desesperada e ávida por um milagre da ciência que lhe restaure o paraíso perdido. Mesmo que o paraíso seja poluído, ansioso, corrupto, repleto de esgoto correndo pela calçada e com bala perdida por todo lado. Nesse contexto, os vendedores de sonhos travestidos e maquiados de cientistas e salvadores da Pátria Amada Brasil aparecem com a solução perfeita tirada da cartola da pseudociência.

Interessante, a cada hora é um coelho diferente. De vez em quando, o coelho cataléptico ressurge das cinzas com uma nova roupagem e missão. Tudo bem se o coelho fosse inócuo. Mas não é! O coelho mata de várias maneiras. Mata pelos seus efeitos colaterais diretos, pela falsa ilusão de segurança e pelo desvio das medidas reais de proteção das pessoas.

Ao exalar a cortina de fumaça, os ilusionistas atropelam os princípios básicos que norteiam as condutas médicas e exaltam o xamanismo. Pandemia não é carta branca para violar princípios éticos e científicos. O problema mais sério do momento que vivemos no Brasil é que o ilusionismo é oficial. Promovendo tratamentos que se mostraram ineficazes, ou ainda em estudos clínicos, o governo e seus fiéis seguidores expõem a população ao vírus como se o problema tivesse sido resolvido.

Além de terapêuticas *fake* que desaparecem das prateleiras das farmácias do dia para a noite, acena-se com vacinas em desenvolvimento como se elas já estivessem prontas e disponíveis para adentrar o músculo deltoide de cada cidadão deste planeta. Com isso, banalizam-se o conhecimento científico e a segurança com que esses fármacos são produzidos, abrindo espaço para os terraplanistas e antivacinas espalharem suas teorias. Já não sabendo mais em quem confiar, vale o cada um por si!

Nesse contexto, meu amigo, vou contrariá-lo. Não lhe darei a receita desse medicamento, originalmente utilizado em bovinos e equinos, cuja dose e eficácia para tratar a covid-19 jamais foi definida para humanos. Eu correria o risco de lhe dar uma dose cavalar e perder a oportunidade de abraçá-lo novamente. Pelo apreço que lhe tenho, peço-lhe encarecidamente que fique em casa, saia somente com máscara para o absolutamente necessário. Fuja de qualquer aglomeração, particularmente daquelas frequentadas pelos ilusionistas de plantão do Planalto Central. Tempos difíceis passam, mas demora, né?!

15

Ciência

25/7/2020

Ao ver minhas filhas correndo pela sala, brincando e espalhando bonecas por todos os cantos, tenho certeza de que os anjos moram aqui. Às vezes, a bagunça é tanta que chego a duvidar da angelical companhia. Mas, quando me abraçam e me fazem um carinho, tenho certeza da divindade.

A geleia cósmica na qual estamos imersos esconde as certezas e induz à dúvida eterna. A certeza debaixo deste céu azul serve apenas aos obtusos. A incerteza é inerente à ciência. Viajamos num espaço onde não sabemos o princípio nem o fim. Somos viajantes a mirar paisagens que desaparecem rápido diante de nossos olhos. Captamos o *flash* de um tempo que passa no mesmo instante que o percebemos.

Degustamos uma poeirinha da divindade que nos habita. Certezas nunca, dúvidas sempre… Assim, quando vejo a eloquência dos convictos, duvido! A verdade não precisa de eloquência. Quando é, simplesmente é! Até não ser mais. Pronto, revelado um mistério, nasce uma nova dúvida a ser respondida. Assim é a ciência! Verdades temporárias para dúvidas eternas. O contrário é a morte. Para quem crê, um novo começo, quem sabe?!

Segundo Benjamin Disraeli, parafraseado pelo saudoso Ariano Suassuna, existem três grandes mentiras: a mentira, a mentira deslavada e a estatística. Com a estatística, provamos o improvável e criamos verdades que escondem as lágrimas de muita gente. Números são apenas números, até serem nós, ou partes indivisíveis de nós. Ao debocharmos do lado fúnebre de um número, desprezamos a nós mesmos. É só uma questão de tempo...

A pandemia evidenciou a unicidade do tecido humano que cobre o planeta. A dor de qualquer ser é minha e sua. A brasa que queima na China ilumina e previne a nossa escuridão logo depois. Essa é a beleza do conhecimento científico compartilhado. O sofrimento de uns é o alívio de outros. Porém, a reciprocidade é que nos insere no humano, que vai além da carne e do osso. Somos 75% água e 100% dependentes do tecido vegetal que nos permeia. Portanto, somos um só indivisível com intervalo de confiança, desvios padrões e incertezas.

A face mais cruel de uma epidemia e do isolamento social, necessário à sobrevivência, é a solidão. A solidão dos que amam gratuitamente. Como a minha função é tratar feridas, compartilho como eu trato as minhas. Sempre, nos momentos mais tristes, acho uma árvore solitária no alto de uma montanha. Fixo o olhar e imagino estar sentado ao pé daquele ser... Depois de alguns segundos, já estou lá. Somos idênticos em missão, em lados biológicos complementares. Respiro para que ela respire... os meus pulmões são os dela, e a clorofila, o nosso elemento vital comum.

Tente achar a sua árvore! Geralmente ela aguarda o seu olhar no alto de alguma montanha. Cada um tem a sua árvore nesta vida. Mas tem de procurar. Ela é sua e você é dela. Amar é, de fato, um exercício solitário. Vai passar. Quando passar, você estará pronto para enfrentar novas incertezas.

Em Minas, como dizia Drummond em "Cidadezinha qualquer", a vida vai devagar... Eu completaria, até a epidemia vai devagar. Ainda bem! Os apressados que me perdoem, mas o prazer de estar vivo deve ser degustado. Dias corridos não geram memória, particularmente, memória afetiva. Com o tempo, a vida acaba virando um amontoado de dias sem sentido. Assim, somos devorados por Cronos e, ao percebermos, passou... Acho que já era tempo de darmos uma freada. Talvez não tão brusca e imposta por um vírus. Mas consciente e movida pela necessidade de reflexão sobre o estar vivo!

Curioso, mas tenho sido questionado se não propusemos o isolamento social muito cedo em Belo Horizonte. A resposta é simples: não! Ou, coerente com as incertezas do ineditismo pandêmico, talvez não. Vejam a mortalidade no mundo ao nosso redor! Temos a menor mortalidade do país em cidades com mais de 1 milhão de habitantes e uma das menores do mundo em cidades desse mesmo porte.

Ou seja, a nossa chance de morrer em BH por covid é menor do que na maioria das cidades da Europa com o mesmo número de habitantes. Apesar de todos os argumentos do sofrimento gerado pelo isolamento social, de fato muito chato, estarmos vivos é um privilégio, principalmente considerando as mazelas que nos permeiam. Não termos perdido alguém que amamos, uma dádiva.

Mas e a economia?! CNPJs são recuperáveis, CPFs, não. Portanto, a prioridade é mantermos CPFs ativos!!! Quando pensamos assim, percebemos que os números que compõem esses documentos choram, sorriem, cantam, vivem e amam!!! Tem gente nesse número!!! Gente que atravessa o Liso do Sussuarão, conforme Guimarães, em busca de paz e felicidade, mesmo que tenham de batalhar por isso.

Muita luta! Muito espinho a rasgar a pele. Muita miragem a nos confundir. CNPJs também são estruturas vivas, sem rabo preso... Porém, nascem dos CPFs e não sobrevivem sem eles. Assim, preservar a vida das pessoas não é excludente da manutenção das empresas e dos negócios. A engrenagem não parará se as pessoas continuarem vivas e sonhando. O infinito é real!

A epidemia atrasa, mas não mata os sonhos. Estes continuam com as pessoas, as quais criam empresas, empregos e valores! Mas o valor principal é o homem que vai devagar, o cachorro que vai devagar, o burro que vai devagar e a vida que vai devagar, mas vai… mesmo que besta, vai… graças a Deus!

16

Amor

15/8/2020

Um amigo me perguntou se poderia namorar de forma segura em tempos de pandemia. Claro que sim! O Amor é esterilizante, entorpecente e viricida. Nada resiste ao calor de uma paixão. A peste, a tuberculose e a aids até que tentaram parar a febre de Eros. Não seria o corona a derrotá-lo. As epidemias costumam ser combustível para grandes paixões.

Já não basta o olhar,

A máscara aguça o desejo.

O tesão é vida.

Profilático amor.

Necessário como o ar que nos entorpece e mata...

Corro o risco,

Risco meu,

Amor meu...

Entendemos, mais que nunca, o amor árabe. Apenas o olhar e a imaginação a penetrar em burcas misteriosas... O medo faz parte do rito. É o rito! Mistérios de um vírus que resgata o amor, banalizado por relações líquidas e passageiras.

Meu avô, Sr. Lozico, recebeu a séria incumbência de seu irmão para pedir uma moça em namoro. Colocou o seu melhor terno e foi à casa da pretendida. Ao esperar o pai da moça, ela passou de um cômodo para outro... Bastou um olhar. Ela virou minha avó, e ele perdeu a amizade do irmão.

O olhar tem esse poder, mudar destinos, destruir e construir relações. Portanto, o amor em tempos pandêmicos não apenas é possível, mas também absolutamente necessário para manter a esperança e o prazer de estarmos vivos! Basta um olhar...

A sensação de que estamos mofando dentro de casa, por vezes, tira-nos a lucidez. A vontade de sair, namorar, correr sem rumo, falar com amigos, beijar a testa da mãe fica a cada dia mais incontrolável. É assim que vejo a reação das pessoas quando abre a fresta de um bar. Euforia total! Um chope vira o néctar dos deuses (e é!). Distância social que nada! Proximidade máxima! Quando o álcool sobe, então, aí que a proximidade aumenta.

Por outro lado, o risco não é percebido quando não nos interessa. Sim, aproximamo-nos da insanidade pelo prazer pandêmico suprimido. Irreverência juvenil carregada de contradições e riscos. Tal como adolescentes, sem perceber o abismo, dançamos em corda bamba de olhos fechados, fazemos loucuras em nome do amor. Enquanto pais, ficamos torcendo para que cheguem do outro lado, sãos e salvos. Com frequência sucumbem e quase sempre congelam nessa fase da vida e assim permanecem, rebeldes equilibristas.

Em se tratando de amor doentio, nada como o de um parente de Ibiá, o Didico. Era o sobrinho predileto do meu avô. Sujeito magro e miúdo, mas com uma audácia de dar inveja a lutadores de MMA. Por isso mesmo, vez por outra, via-se metido em brigas de rua, que o levavam, quase invariavelmente, à cadeia.

Apaixonava-se perdidamente por uma moça e passava a persegui-la pela cidade. Jamais encontrava coragem para chegar perto dela e muito menos declarar seu amor. No princípio, elas até que gostavam. Mas, depois de um tempo, arranjavam um namorado, uma vez que o pretendente não se apresentava. Esse era o momento da briga inevitável. Sentindo-se traído, Didico se agigantava diante de outro macho e invariavelmente apanhava.

Certa vez o vi fazer uma loucura inesquecível. Para impressionar uma moça, ele pediu emprestada a lambreta de um representante de laboratório que visitava meu pai, médico da cidade. Apesar do contra do meu avô, ele insistiu e acabou conseguindo o empréstimo. Andei numa dessa lá no Uberaba, justificou-se com meu avô. A missa de final de tarde acabaria e ele se exibiria para a amada, dando voltas em torno da praça. Talvez até tomasse coragem e a convidasse para uma volta.

Tomou algumas instruções com o dono da lambreta e... po, po, po... lá foi ele. Após a primeira volta na praça, parecia cada vez mais confiante. A missa acabou, a moça passou. Por azar, ele estava do lado oposto da igreja. Não houve o encontro mágico dos olhares. Continuou andando, e, depois de umas dez voltas, quando todos no bar da praça já haviam se esquecido dele, eis que surge o grito:

– Me laça, gente, me laça!

Por essa e por muitas outras, meu avô me pediu para trazê-lo para Belo Horizonte para uma avaliação psiquiátrica. O diagnóstico do meu colega João Penteado foi na mosca: erotomania ou síndrome de Clérambault. Trata-se de uma doença psiquiátrica na qual o indivíduo acredita amar e ser amado por outra pessoa.

– Isso com frequência acaba em tragédia – comentou meu fraterno e competente colega, que lhe receitou alguns medicamentos. Segundo meu avô, Didico ficou meio sem graça. Mas, pelo menos, não apanhou mais.

Pois bem, erotomania é o que me parecem terem alguns amantes de drogas à procura de uma doença. Assim como o Didico se apaixonava platonicamente por uma moça, alguns erotômanos atuais se apaixonam por certas drogas para tratar a covid. Cada hora é uma. Flertam, contam lorotas de amor e só conseguem falar da amante. Porém, as amantes são infiéis. Arranjam outro propósito e seguem em frente. Desesperados, tentam a todo custo convencer que a amante é fiel e prendada.

Dão voltas e mais voltas em torno do mesmo tema e não sabem parar. O mito tem de ser preservado, assim como as suas ideias erotomaníacas. O pior é que já não se fazem laçadores como antigamente. Para nosso azar, estamos na garupa de um motoqueiro inexperiente, que não conhece caminhos alternativos nem sabe onde nem quando parar...

A catástrofe é eminente. Não há psiquiatra nem laçadores para tanta loucura e insensatez.

Na última semana, o prefeito de Itajaí, em Santa Catarina, surpreendeu o mundo ao propor mais um tratamento espetacular. Trata-se da fabulosa aplicação intrarretal de ozônio. Se a moda pega, lá se vai a prega-mestra... *Ozonium in anus outrem refrescus est.*

17

Velhos

22/8/2020

A longevidade, por enquanto, é um privilégio de poucos afortunados. Ao longo da vida, quase nunca pensamos na morte, digo, nossa morte.

Geralmente, miramos nos 100 e, como diz o Zeca, deixamos a vida nos levar... o que vier depois disso é lucro. Na infância, começamos a percebê-la com a perda de um ente querido. No meu caso, foi a minha avó Lala, mãe da minha mãe. Eu tinha 7 anos e estava no grupo escolar quando mandaram me chamar avisando que ela havia morrido.

Eu ainda não entendia bem aquele novo sentimento. Eu deveria chorar, mas ainda não sabia por quê. Eu a adorava, mas a minha ligação com meu avô era tão forte que, às vezes, ela nos incomodava com suas rabugices. De certa forma, estaríamos livres para caçar, ir para a fazenda e nos divertir. Isso ele fazia como ninguém.

Essa foi a metabolização da morte da minha avó. Entre o Grupo Escolar Dom José Gaspar de Ibiá e a minha casa, na Rua 20, número 67, eram apenas 600 metros. Ao chegar em casa e ver o sofrimento da minha mãe, em prantos, arrumando o corpo da própria mãe, foi que comecei a entender o que significava a dor de uma perda. A dor da minha mãe era tão grande que eu chorava pelo desespero dela. Talvez, nesse momento, eu tenha, de fato, nascido...

Minha mãe a vestiu com a roupa de sempre. Uma saia cinza que ia até o meio da canela, as mesmas pelas quais o meu avô havia se apaixonado. A blusa era estampada de azul, usada apenas em dias de festa. Era de abotoar pela frente. Ficou abotoada até o último botão. Naquele momento, um lenço amarrava o seu queixo à cabeça. Minha mãe era uma exímia arrumadeira de defuntos, não deixaria jamais a vovó ficar de boca aberta.

Essa função social da minha mãe me rendeu muitos traumas, dos quais demorei para me livrar. Meu pai cuidava dos vivos, e minha mãe, dos mortos. Ela chorava pelo defunto alheio. Todos, sem exceção. Aprendi com ambos o conceito de solidariedade.

Um dos traumas que me assombrou durante muitos anos foi a morte da Tia Mariquinha. Ela não era de fato minha tia, mas eu a chamava assim, ela gostava. Tia Mariquinha era uma senhora gorda, muito gorda. Risada fácil, sacudida e gostosa. Uma risada em que se ri da própria risada.

Na sua casa sempre tinha guloseimas mil. Ela adorava se sentar na varanda de casa com um balaio de manga-espada e ir descascando, para ela e para quem estivesse do lado.

Meu pai a visitava sempre num sítio próximo à cadeia pública, às margens do Rio Misericórdia. Ele a tratava de uma ferida na perna que não sarava nunca. Mas isso não parecia incomodá-la, nem a mim... Certa madrugada, minha mãe foi chamada às pressas à casa dela. Eu fui junto. Tia Mariquinha havia morrido. Suas duas filhas choravam e se trancaram num quarto.

Minha mãe estava sozinha para arrumar a Tia Mariquinha, cujo peso estaria na casa de muitas arrobas, segundo meu avô. Puxa de cá, ajeita de lá, prende o queixo, enfaixa a perna e segura uma mão contra a outra e amarra. Foi aí que ela me pediu:

– Carlos Ernesto, segura a mão da Tia Mariquinha para a mamãe.

Lembro-me de que aquelas mãos quentinhas, que descascaram tantas mangas e laranjas para mim, agora estavam frias e azuis. Eu até que tentei segurá-las, mas era muito peso. A mão soltou e me deu um belo de um tapa na cara. Tia Mariquinha estava me acordando para a vida... Eu nunca mais ouviria aquela risada sacudida, não teria o carinho dos bolos e biscoitos. Aquelas mãos caprichosas e amigas não mais descascariam laranjas...

E assim, uma a uma, essas pessoas maravilhosas foram indo embora. Meu pai, meu avô, meu irmão e, por fim, minha mãe. Na vez dela, eu, seu companheiro de tantos defuntos, peguei-a em casa com uma forte dor abdominal. Boa coisa não seria. Acompanhei a tomografia e não restava dúvida de que se tratava de grave isquemia mesentérica. Doença que aos 93 anos é praticamente fatal. Eu a deixei no hospital para ir em casa trocar de roupa e me arrumar para a longa noite que viria. Ao me despedir, ela arrumou o meu jaleco, abotoou até o último botão, da mesma maneira como fez quando eu saí para o meu primeiro dia de escola. Foi assim...

O que essas pessoas longevas nos dão e deram de tão precioso? Elas nos deram as suas vidas e nos ensinaram a cuidar uns dos outros com carinho e respeito, até mesmo depois da morte. Que privilégio as ter tido por tanto tempo. Queria que não acabasse nunca, mas acaba... Acaba, mas continua em nosso jeito de olhar e abraçar o mundo.

O lado mais cruel desta epidemia não é o fato de o vírus levar com maior probabilidade os mais velhos, mas é o desprezo do Estado por essas figuras que nos são tão caras. Rejuvenesço-me ao conviver com o espetáculo de Maria Helena Andrés, que, na vibração dos seus aniversários, que se aproximam dos 100, inventa músicas e presenteia a todos com fino humor, arte e sensibilidade.

Emociono-me ao assistir à elegância e à serenidade da rainha Elizabeth, aos 94 anos, condecorando o capitão Tom Moore, de 100 anos, pela sua ação filantrópica de caminhar em torno de casa para arrecadar fundos para os profissionais de saúde em plena epidemia. Arrecadou 33 milhões de libras, quase 300 milhões de reais. Ele afirmou ser aquele o dia mais feliz de quase um século de sua existência.

Mas impressionantes mesmo são o otimismo e a vivacidade da avó do Bráulio, cujo nome verdadeiro até seus filhos costumam esquecer. Dona Fé, aos 103 anos, está preocupada com a insanidade e a falta de sensibilidade dos nossos governantes:

– Que mundo esse povo vai deixar para mim...

18

Barata

29/8/2020

Minha irmã me ligou apavorada às 11 horas da noite. O motivo: uma barata que invadira o seu banheiro. Intruso ser a quebrar a quarentena! Certamente trazia em suas patinhas infectas milhões de coronavírus a circular por redes sanitárias precárias do terceiro mundo.

De fato, o vírus da covid-19 foi detectado em amostras colhidas em nossas redes de esgoto, bem antes de ser percebido na China. Ou seja, trata-se de um vírus sorrateiro com epidemiologia ainda pouco conhecida. Neste momento, aliado a uma monstruosa barata, ganhou proporções ainda mais devastadoras.

A barata ficou parada até perceber a voracidade do chinelo. Escapou e desapareceu com a agilidade de um ninja! Para onde teria ido, levando o vírus mortal em suas entranhas?! Esse foi o motivo de um telefonema às 11 horas da noite! E agora, o que fazer com a barata?!

Aqui vale um parêntese: minha irmã, cantora lírica, retornou ao Brasil depois de viver mais de 50 anos na Alemanha. Chegou de mala e cuia quase junto com o corona. Provavelmente, o corona atrasou um pouco por problemas alfandegários e de registro epidemiológico. Mas certamente estavam no mesmo voo. Mas a barata, não. Ela é ser local a ameaçar a quase intransponível casamata alemã. Ser medonho e pouco afeito ao diálogo.

Essa breve introdução reproduz fielmente o drama e o medo dos dias de hoje. Já não sabemos onde está de fato o inimigo. Ao perceber a minha perplexidade, ela justificou o telefonema às 11 horas da noite:

– Para você é fácil de entender, mas para nós leigos, o bicho está em todos os lugares. Até na barata, que agora já divide o apartamento comigo.

Ela estava certa! O medo obscurece a racionalidade. E isso abre espaço ao imaginário mágico, para prevenir e tratar um problema que ameaça a todos e transformou nossas vidas numa pandemônica existência. É nesse contexto onírico que surgem a cloroquina, a ivermectina e até o tenebroso ozônio por orifícios pouco usuais...

Pacientemente, tentei explicar que a barata não admite proximidade social, particularmente com o vulto de um chinelo. Ela não dialoga, por isso, não emite perdigotos. Barata não dá três beijinhos, não abraça, não enturma e não aglomera, apenas se nossos princípios básicos de higiene assim permitirem. Portanto, ela não é o inimigo. Com um pouco de didática, acredito que ela até usaria máscara. Para sobreviver, baratas não se preocupam com a estética. Por isso, sobreviveriam até à bomba atômica. Vírus ameaçam humanos, mas não as baratas. Preocupação de barata é com chinelo!

Difícil é convencer meu amigo Gustavo Werneck dessa conclusão. Ao compartilhar com ele o drama da minha irmã, imediatamente concluiu:

– Mais um malefício das cascudas.

Segundo ele, "um amigo havia pegado a doença, ao entrar em contato com a barata da vizinha, essa espécie sorrateira". Ele e outros milhares de habitantes deste planeta, além da minha irmã, consideram a barata como uma aliada do corona. Vieram para ficar...

Tenho de concordar com eles: ambos vieram para ficar. Aliás, não é bem assim. Estavam aqui antes de nós. Tanto a barata quanto o corona. Nós somos os intrusos. Uma iguaria a mais a ser degustada. Na evolução das espécies, eles já estavam aqui, milhares de anos antes de nós. Sim! O corona há bilhões de anos. A barata, bem mais jovem e vaidosa, há menos tempo, milhões de anos. Ou seja, quem invadiu a casa de quem?!

Recomendei à minha irmã: "Faça um pacto com ela. Será melhor para vocês duas... Divida a casa e esqueça o corona que ela pode trazer nas patinhas. Mas, se ela tossir, ou espirrar... ameace com o chinelo. Não tente eliminá-la, um escorregão e uma prótese de quadril podem sair bem mais caros. Com jeitinho, até o Messias tem sido visto usando máscara! Por que não uma barata?!".

19

Ganância

5/9/2020

Onde está o real valor das coisas?! Na forma ou no conteúdo?! Depende muito de quem olha. Ao comprarmos um objeto, a forma é importante, mas o que realmente faz diferença é o conteúdo. As paredes de um hospital guardam a história de centenas de milhares de pessoas que nasceram, viveram, morreram e sobreviveram naquele local.

Mas o mundo e o tempo transformaram as histórias num ponto de GPS. Fomos atropelados por satélites e pela frieza de um olhar distante dos ideais de um passado recente.

Esse conflito vivemos hoje no mundo da medicina mercantilizada, em que hospitais e pacientes viraram mercadoria, e médico, coisa descartável como uma caneta sem tinta, incapaz de colocar um ponto-final. Nós nos entrincheiramos de forma cooperativa, mas, ao mesmo tempo, perdemos a identidade do saber que nos diferencia. Caímos na vala comum, onde, em tempos pandêmicos, corremos o sério risco de sermos enterrados como indigentes.

Esse é o dilema que vivemos hoje como médicos. Cerceados em nossas condutas por protocolos recheados de conflitos de quem vende ou de quem paga o tratamento que ofereceremos aos nossos pacientes. Assinamos e assassinamos em nome de uma racionalidade e de parâmetros qualitativos que jamais fizeram parte dos princípios éticos pelos quais juramos. Mas a engrenagem é a realidade dos dias pandêmicos liberal-teocráticos atuais.

Viramos uma massa branca, amorfa, insípida e inodora, contaminada e, frequentemente, infectada pelos vírus da ganância e do oportunismo que nos permeiam. Ao violarmos princípios constitucionais da saúde, como direito de todos e dever do Estado, cometemos um erro capital. Viramos tão indigentes quanto os pacientes abandonados nos quatro cantos deste país à sua própria sorte.

Mas nosso caminho não está fechado. Temos a opção de mudá-lo. Temos a opção de dizer não! Nossos pés nos levam pelos caminhos que escolhermos. E o tempo é rei! Cronos devora seus filhos sem piedade, expondo suas mazelas ocultas. Pouco a pouco, as verdades vão aparecendo, seja na floresta onde camufladas se escondiam, seja na "inocente" loja de chocolates no coração do Rio de Janeiro.

"Brasil acima de tudo, Deus acima de todos." Ao ver esse tipo de *slogan*, fico em dúvida se estamos enfrentando o coronavírus ou a peste negra no século XIV. Regredimos aos designíos divinos e a uma postura típica da inquisição. Com a cena dantesca de "fiéis" na porta de um hospital protestando contra o aborto, clinica e legalmente indicado para uma criança de 10 anos, violentada pelo tio desde os 6 anos, tive a nítida convicção de que havia voltado no tempo.

Este é o país onde um deputado eleito vira presidente e confessa ter mantido um apartamento funcional em Brasília, pago com dinheiro público, durante vários anos, para manter relações sexuais fortuitas. Para "comer gente", como afirmou! Curioso, sempre pensei que fossem os comunistas que comessem gente...

Mas estamos mesmo vivendo no hospício do universo. Uma pastora, deputada com dezenas de filhos adotivos, casa-se com o marido da própria filha, o qual também era seu filho, e o mata por não poder se separar. Isso poderia ofender a Deus e prejudicar a sua imagem e a sua fé cristã. Deus me perdoe, mas essa é uma lógica do diabo!

Ainda corroborando a tese de São Tomás de Aquino, vimos com perplexidade a indicação, esta semana, de um veterinário para coordenar o nosso Programa Nacional de Imunizações (PNI), reconhecido mundialmente pela sua excelência. Nada contra os veterinários, mas será que não teríamos neste vasto país nenhum outro profissional de saúde humana competente para o cargo?! O que me preocupa não é o profissional, mas a lógica da indicação e a possibilidade de o próximo passo ser a transferência do nosso laureado PNI para o Ministério da Agricultura. Afinal, a tão sonhada imunidade de rebanho deve ser algo mais próximo de bovinos do que de gente.

Certamente, deve ter sido esse o raciocínio de alguém que "come gente" e se esquece de incentivar a vacinação de gente, afinal, não querer vacinar é normal num regime democrático, como afirmou.

Nada me assusta mais. Nem o terremoto da Bahia, muito menos a prisão de mais um governador do Rio. Este último, normalíssimo, considerando o histórico dos últimos ocupantes do cargo. Entretanto, ficaria gelado se em Brasília parasse um motoqueiro ao meu lado perguntando se eu teria 89 mil…

20

Escolas

22/9/2020

Meu primeiro dia de aula foi inesquecível. O uniforme estava impecável. Camisa de abotoar com um bolsinho do lado esquerdo e um cuidadoso bordado com as iniciais EST – Escola Santa Terezinha.

A merendeira ainda tinha o cheiro do couro. Foi feita pelo Sr. Olinto e escolhida por mim diretamente em seu curtume, que ficava perto da minha casa. Dentro dela, embrulhados num pano xadrez: queijo com goiabada. Ambos feitos pela minha avó.

Minha mãe foi comigo até a porta da escola, que ficava nos fundos da casa da Dona Zifinha Cendon, minha primeira professora. Foi ela quem me ensinou a ler e escrever, o que, certamente, estou aprendendo até hoje. Ela usava um vestido claro com estampa floral que, com o tempo, percebi ser o seu eterno estilo.

A casa ficava na praça principal de Ibiá. Tinha um alpendre sóbrio do lado esquerdo, por onde entrávamos para um barracão onde cinco carteiras, não muito novas, formavam três fileiras. Certamente, muita gente já havia passado por ali. Ela me deu a mão e entramos para um mundo do qual nunca mais saí…

Da acolhedora Escola Santa Terezinha fui para o Grupo Escolar Dom José Gaspar, que também fica na Praça São

Pedro, do outro lado da casa da Dona Zifinha. Apesar dos 100 metros que separavam as duas escolas, tratava-se de um salto gigantesco para uma criança de 6 anos de idade.

O grupo escolar, apesar de também acolhedor, tinha uma entrada imponente, corredores compridos, salas gigantescas e um pátio enorme onde centenas de crianças corriam e disputavam jogos que eu nunca tinha visto.

Ali, fui acolhido pela Dona Terezinha de Angelis, a diretora, e por professoras experientes e extremamente cuidadosas. Com o tempo, o espaço foi dominado, e eu já me sentia inteiramente à vontade. Foi no grupo escolar que vivi as minhas primeiras experiências epidêmicas. O sarampo, a catapora e a caxumba eram praticamente inevitáveis. Com frequência, tinha de ficar em casa durante semanas, sem colocar o nariz para fora. Alguns colegas nunca voltavam, e as suas carteiras ficavam vazias, por algum tempo...

As campanhas de vacinação eram o meu terror. A vacina contra a varíola, feita com uma pistola pneumática, era tenebrosa. Ficávamos todos em fila indiana, rumo a uma sala de onde saíam todos com olhos esbugalhados e o braço marejando sangue. O tiro da pistola ficava cada vez mais perto. De vez em quando um fugia, enquanto outros desmaiavam. Eu tinha de dar uma de forte. Era o filho de um dos médicos da cidade, se eu fraquejasse, o caos se instalaria.

Na campanha contra o tétano, eu não resisti. A agulha era enorme, e a dor da primeira dose ainda estava fresca na minha memória. Quando dois na minha frente desmaiaram, eu não tive dúvida, fugi correndo pela rua. Atrás de mim veio a fila inteira. Fiquei escondido durante uma tarde no porão da minha casa, atrás de um feixe de lenha, de cujos desenhos dos musgos incrustados me lembro com detalhes.

Mas o mundo estava lá fora, e, uma hora ou outra, eu teria de enfrentar o meu vexame. Meu pai me chamou no seu consultório, foi até a estante de livros e me mostrou a foto de uma pessoa estendida e apoiada na cama apenas com o topo da cabeça e o calcanhar (posição conhecida como opistótono, sintoma típico de tétano). O rosto do indivíduo estampava um sorriso estranho, que dava medo. Meu pai me perguntou:

– Está vendo isso? Quer ficar assim? Se não quer, vai lá e toma aquela vacina. Ela serve para evitar que as pessoas fiquem assim... e morram.

Eu não tive dúvida. Fui lá e tolerei o sofrimento. Mas a minha vergonha dessa fuga desesperada não passou até hoje. Há poucos dias, visitando um abatedouro de frangos, lembrei-me muito da fila da vacina e da minha angústia escutando o tiro da pistola pneumática...

Quis o destino que eu virasse um infectologista. Defensor ferrenho das vacinas, como não poderia ser diferente. Afinal, a figura do livro de meu pai foi pedagogicamente perfeita e inesquecível. Nunca vi um caso de tétano na minha vida profissional. Certamente, a maioria das pessoas voltou para a fila e enfrentou o desafio da dor momentânea, assim como escolheu o tiro da pistola pneumática contra a varíola, que conheço também apenas pelas figuras de livros.

Segui como aluno de escolas públicas em mais de 95% da minha formação. Aprendi princípios de civilidade e educação, os quais considero fundamentais para a vida em comunidade. Quis o destino que eu fosse convidado pelo prefeito de Belo Horizonte a ajudá-lo a enfrentar a atual epidemia. Pois bem, o dilema do momento: voltar ou não às aulas? Qual é a hora certa? Essa é uma pergunta tão enigmática neste momento quanto os musgos do feixe de lenha atrás do qual me escondi, ao fugir da dor da agulhada.

As opções não permitem certezas, por mais que o pragmatismo militar tente ignorar as possibilidades de escolha. Ao abrirem os colégios militares sem o consentimento da prefeitura, os oficiais deram sinais de que vivem em outro mundo. Num mundo onde os civis são seres inferiores a perturbá-los. Pergunto-me: uma escola pública, militar, que prega a desobediência a princípios sanitários e determinações judiciais do município onde está inserida, pode ser chamada de escola?! O exemplo é o pior possível! Parece-me tratar-se de um centro de formação de ditadores do futuro...

No mundo dos mortais civis, temos de tomar decisões baseadas em ciência, cuja certeza tem intervalos de incertezas. Exatamente como a proposta feita pelo Centers for Disease Control and Prevention (CDC), de Atlanta, no contexto do governo Trump, cujo negativismo ao longo da atual epidemia sempre foi evidente e muito parecido com o do nosso Messias.

Se optarmos por expor nossos filhos a uma condição de muito baixo risco, temos de aguardar até que o número de casos de infecção fique abaixo de 5 casos por 100 mil habitantes em 14 dias passados. Se quisermos expô-los a condições de alto e altíssimo risco, optaremos por retornar às aulas com 50 a 200 caos de infecção por 100 mil habitantes. Hoje, temos em Belo Horizonte 160 casos por 100 mil habitantes.

Além dessa condição epidemiológica, as escolas deveriam estar com as condições estruturais perfeitamente adequadas para implementar as ações essenciais ao controle da epidemia: uso de máscaras, distanciamento social, higiene das mãos e etiqueta respiratória, limpeza e desinfecção de banheiros, rastreamento do contato e parceria com o serviço de saúde local.

Não sei se os coreanos prezam mais pela vida dos seus filhos que os norte-americanos, mas o critério adotado por eles para o retorno às aulas presenciais foi de 5 casos de infecção por 1 milhão habitantes. Ainda assim, vez por outra, tiveram de interromper as aulas devido à suspeita de alunos infectados.

Claro, não estamos na Coreia nem nos Estados Unidos. Estamos no Brasil e temos de optar, à luz da nossa realidade social e estrutural, pelo tamanho do risco que queremos correr e imputar aos nossos filhos, a nós mesmos, aos avós de nossos filhos e à sociedade onde nos inserimos.

Além dos aspectos epidemiológicos, geralmente atropelados pelo desejo afoito de retorno a uma normalidade perdida, existem detalhes de segurança que escapam ao olhar desatento dos negativistas fardados. O quadro clínico que acomete algumas crianças com covid-19 é uma grave reação inflamatória, cujo tratamento exige o uso de imunoglobulinas. Entretanto, não dispomos no país de estoques suficientes nem mesmo para atender os pacientes fora do contexto epidêmico.

Portanto, abrir escolas não é como abrir o botequim da esquina, aonde vai quem quer ou precisa para manter o seu sustento. Decisão difícil, recheada de interesses econômicos e argumentos sociológicos, que permeiam a maioria das decisões relacionadas à flexibilização das medidas de contenção da epidemia. Tudo isso tendo como pano de fundo as eleições que se aproximam.

Mas, como a minha casa não tem porão e a lenha já queima país afora, a minha opção seria trabalhar com o parâmetro de menos de 5 casos de infecção por 100 mil habitantes e estoques de imunoglobulina suficientes para tratar as crianças que se infectarem e necessitarem dessa medicação. Trata-se de uma meta distante? Não. Perfeitamente alcançável.

Depende fundamentalmente da nossa atitude enquanto sociedade. Se amamos nossos filhos e queremos o melhor para eles, temos de nos comportar como tal. Ou seja, evitar aglomerações, usar máscaras, ficar em casa, sair apenas para o que for essencial e adotar hábitos de higiene rigorosos. Afinal de contas, o vírus entende no momento apenas esses argumentos. Desafiá-lo com postura bélica, independentemente da farda, é infrutífero e irresponsável.

Quanto aos discursos políticos, prestem bem atenção, eles definirão o nosso destino nesta e em epidemias futuras. Herodes, Neros, negativistas e ilusionistas estão soltos por aí...

21
Alteridade

31/10/2020

A "banalidade do bem" foi uma expressão que conheci ao assistir a uma live com Lilia Schwarcz e Heloisa Starling, autoras de uma obra histórica e extremamente atual sobre a gripe espanhola no Brasil, intitulada *A bailarina da morte*. Praticamente um roteiro cinematográfico pronto e um retrato dos dias de hoje...

A banalidade do bem pode ser definida como os pequenos gestos que fazem a diferença na vida de pessoas ou de uma comunidade. Geralmente, é fruto de um ato espontâneo que, a princípio, visa resolver o problema de alguém no lugar do qual nos colocamos. Trata-se, portanto, de um ato de alteridade definido como atitude consciente de quem se coloca no lugar do outro e respeita diferenças.

Para melhor entendimento dessa expressão, alguns exemplos extraídos de mensagens que recebi são extremamente úteis. Certa vez, um aluno perguntou à antropóloga Margaret Mead o que ela considerava ser o primeiro sinal de civilização em uma cultura. O aluno esperava que a antropóloga falasse a respeito de anzóis, panelas de barro ou pedras de amolar.

Mas, ao contrário, Mead disse que o primeiro sinal de civilização numa cultura antiga era a evidência de alguém com um fêmur quebrado e cicatrizado. Simples! No reino animal, quebrar a perna é uma sentença de morte. Perder a capacidade de correr do perigo, de ir até o rio para beber água ou de caçar é incompatível com a sobrevivência num ambiente hostil. Nenhum animal sobrevive a uma perna quebrada por tempo suficiente para que o osso consolide. Os predadores não permitem esse tipo de conforto.

Um fêmur quebrado que cicatrizou é evidência de que alguém empregou tempo para ficar com aquele que caiu, tratou da ferida, manteve a pessoa em segurança e cuidou dela até que se recuperasse. "Ajudar alguém durante a dificuldade é onde a civilização começa", disse Mead. Civilização é ajuda comunitária. Nesse sentido, o Estado, comunidade organizada, tem a função de proteger os seus cidadãos e evitar a barbárie e a tirania.

Fico imaginando a nossa sociedade atual sendo estudada daqui a centenas de milhares de anos. Seria essa sociedade de fato civilizada?! As diferenças são tão grandes entre os indivíduos que os traços de civilidade ficarão difíceis de serem percebidos. Imunopaleontólogos, profissão promissora nesse longínquo futuro, perderão noites de sono para decifrar o enigma imunológico dos brasileiros.

Anticorpos contra a praga da época, *made in China*, em São Paulo, e *made in Oxford*, em outros lugares. Jamais entenderão o debate estéril que permeou tal mistério. Melhor que não descubram. Isso nos poupará de uma vergonha paleontológica.

Os lobos serão considerados mais civilizados. Uma alcateia em processo migratório é a prova cabal de que lobos se respeitam mais que humanos. Os primeiros são os mais velhos ou doentes e marcam o ritmo do grupo. Eles são seguidos pelos cinco mais fortes, que os defenderão no caso de um ataque surpresa. No centro, seguem os demais membros da alcateia. No final, posicionam-se os outros cinco mais fortes, que protegerão o grupo. Por último, sozinho, fica o lobo alfa, o líder. Em resumo, a alcateia segue o ritmo dos anciões sob o comando do líder, que impõe o espírito de grupo, não deixando ninguém para trás. Lobos têm muito a nos ensinar...

Mas nem todos os seres humanos desprezam os seus anciões e os tratam com desprezo. Outro exemplo impactante de banalidade do bem e alteridade é a história do jogador Falcão com o poeta Mario Quintana. O Hotel Majestic teria despejado Mario Quintana por falta de pagamento. A miséria havia chegado absoluta ao universo do poeta. Só e abandonado, Mario não tinha a quem recorrer. Foi colocado na sarjeta com suas malas. Paulo Roberto Falcão soubera do acontecido. Chega à frente do hotel e observa aquela cena absurda e triste. Estaciona e caminha até o poeta com as malas na calçada.

– Sr. Quintana, o que está acontecendo?

Mario ergue os olhos e enxuga uma lágrima.

– Ninguém vive de comer poesia.

Mario lhe explica que o dinheiro havia acabado. Estava desempregado, sem família e sem amigos. Restavam apenas ele e as malas nas ruas de Porto Alegre. Falcão coloca as malas dentro do carro e convida o poeta a entrar. Falcão dirige até o Hotel Royal, desce as malas, chama o gerente e lhe diz:

– O Sr. Mario agora é meu hóspede!

– Por quanto tempo, Sr. Falcão?

– Por toda a eternidade.

O poeta faleceu em 1994. Falcão na época jogava no Roma e havia comprado um hotel três estrelas no centro de Porto Alegre, o Royal. Além de hospedar gratuitamente o poeta, Falcão não permitia que lhe fossem cobradas as refeições.

Após a morte de Mario Quintana, Falcão conseguiu que o governo gaúcho comprasse o antigo Hotel Majestic. Juntamente a empresários amigos, bancou a reforma e o transformou na Casa de Cultura Mario Quintana. Recebi essa belíssima mensagem em uma rede social, sem referência de autoria.

Pesquisei com amigos do Sul a sua veracidade. Na realidade, o texto que milhares de pessoas receberam é uma versão romantizada, que pretendia homenagear Mario Quintana e o gesto do Falcão, que, de fato, acolhera o poeta no Hotel Royal. Mas longe de ser da forma degradante como descrito. Mario Quintana jamais foi despejado dos hotéis onde se hospedou, ou foi abandonado pelos parentes e amigos.

Com a mesma elegância com que tratava a bola e se trajava como técnico, quero crer que seja verdadeira. Atitudes elegantes se refletem em várias características que nos saltam aos olhos. Esses exemplos são importantes para revermos o comportamento de alguns líderes mundiais em relação ao seu povo. Aqueles que se comportaram de forma coerente com preceitos científicos durante esta epidemia, solidarizaram-se, acolheram e protegeram o seu povo podem ser considerados seres humanos civilizados, fêmeas ou machos "alfa".

Os que banalizaram a peste e se consideraram superiores à natureza humana foram os que tiveram piores resultados e imputaram sofrimento e morte às suas populações. Certamente serão classificados como pertencentes a outra espécie em fase pré-civilizatória. Estão longe da elegância de um Falcão. Apesar de andarem sobre dois pés, são incapazes de ter o compromisso de um lobo alfa. São acidentes eleitorais, ditadores, aberrações a disseminarem a discórdia e o ódio. Frutos da falta de opção de um povo perdido em sua própria história. Encontram-se a léguas da banalidade do bem e dos princípios de alteridade.

22

Cansaço

14/11/2020

Cansei. Não aguento mais falar de vírus. Estou com saudade das bactérias, dos protozoários e particularmente dos fungos. Quero declarar, aqui e para sempre, pandemia nunca mais, se Deus quiser. Se Ele não quiser, decido por Ele. Não quero mais. Foda-se o vírus. Foooodaaaa-se!!! Não aguento mais me perguntarem o que vai acontecer. Respondo a todos de uma só vez, não sei!

Cada comunidade tem a epidemia que merece. Os microrganismos refletem o comportamento das comunidades onde circulam. São nosso superego. O sofrimento gerado pelas inúmeras perdas é proporcional ao valor que se dá à vida em diferentes sociedades.

Segundo o economista, crítico social e filósofo norte-americano Thomas Sowell, "quando as pessoas querem o impossível, somente os mentirosos podem satisfazê-las". Depois de mais de dez meses de pandemia, lidando nos hospitais, atendendo centenas de pacientes e respondendo dúvidas induzidas por negativistas e vendedores de ilusão, tenho todo o direito de dizer: epidemia é foda! Chato demais!

Em todos os cantos a que vou, cada pessoa que encontro, a pergunta é sempre a mesma: "E aí, para onde vamos?!". Ontem, subi pedalando uma ladeira quase impossível.

Lá no topo, vista maravilhosa da cidade, encontro um casal fotografando passarinhos. A moça portava uma máquina fotográfica com lentes poderosas. O rapaz parecia um mero acompanhante, mais interessado na moça que nos pássaros. A conversa passou por assanhaços, sabiás, corujas e gaviões, mas, ao me identificar, veio a pergunta: "E aí, o que você acha, para onde iremos?".

Não me perguntem mais! Não sei, essa é a resposta. Mas adianto algumas coisas para encurtar a conversa. Não sucumbiremos a esse vírus, mas também não ficaremos livres dele tão cedo. Ele veio de mala e cuia. Gostou do pouso e abraçou a causa. Afinal, temos um clima perfeito para ele. Não me refiro aqui à temperatura, à pressão e à umidade do ar. Mas à pobreza, à miséria, à desigualdade social, à corrupção e a gente negativista.

Temos tudo perfeitamente adequado ao acolhimento do visitante indesejável. Abraçamos qualquer pinguela de esperança para fugir da "anormalidade". Mas não me perguntem o que vai acontecer. Não tenho bola de cristal. Digo apenas que estamos fazendo de tudo para nos mantermos vivos e com esperança de voltarmos, em breve, a nos abraçar.

Até lá, muita calma, e façam cada um a sua parte: mantenham-se em casa o quanto possível, evitem aglomerações, usem máscaras, lavem as mãos e tenham respeito por si mesmos, pelos seus próprios pais, amigos e semelhantes.

Teremos segunda onda? Essa é outra pergunta recorrente. Sim, teremos, logo depois que sairmos da primeira, onde ainda estamos. Se será pior, dependerá do que aprendemos até aqui... Tirem as máscaras do medo e usem máscaras. A consciência de cada um é a segurança de todos. Muito bem, até este ponto expressei um sentimento presente em centenas de milhares de pessoas, chamado "fadiga epidêmica".

Trata-se de cansaço extremo gerado pelo isolamento e pelo distanciamento social, além da saturação de um mesmo assunto a permear nossas vidas da madrugada ao pôr do sol. O sentimento de frustração gerado pela fadiga epidêmica nos leva a querer chutar o balde e ligar o foda-se. É nessa hora que nos expomos e infectamos.

Nestas alturas do campeonato, com o Galo e Coelho quase na liderança, e o Cruzeiro na bacia das almas, não vamos entregar os pontos e morrer na praia. Uma vacina eficaz está logo ali, na esquina do Ano-Novo, provavelmente... Além disso, temos uma eleição neste domingo. Esperança de elegermos pessoas responsáveis que fazem mais do que prometem e respeitam a ciência e, principalmente, a vida dos que o elegeram.

Nos Estados Unidos, Joe Biden e Kamala Harris fizeram os seus discursos com fluência e elegância. Completamente diferente das falas arrogantes e agressivas do Trumpalhão, que dessa vez ficou calado! Só disse que "daqui eu não saio, daqui ninguém me tira".

Como bem lembrou o professor João Amílcar Salgado, Biden foi um menino gago. O maior orador da Grécia clássica foi o ateniense Demóstenes, que também era gago e venceu essa deficiência andando pela praia a declamar poemas com a boca cheia de cascalho.

Já no Planalto, nosso Messias, sem travas na língua ou cascalho na boca, ameaçou a América com pólvora. Certamente estava se referindo ao foguetório em comemoração à sua saída, que iluminará do Chuí a Washington. O mundo não merece essas figuras.

Ainda citando Sowell, "o fato de que muitos políticos de sucesso são mentirosos não é exclusivamente reflexo da classe política, é também um reflexo do eleitorado". Acrescento, cada povo tem a epidemia compatível com o político que elege.

23

Descaso

21/11/2020

O Brasil não conhece o Brasil... Sim, o Amapá é longe. Quase tão longe quanto o Afeganistão. Se falta luz no Amapá ou cortam a cabeça de alguém no Iraque, tanto faz... amanhã vou comprar pão, nada aconteceu. Vida que segue... O mundo é assim, longe dos olhos, não é comigo. Alienação pela distância. A dor do mundo não é minha. Cômodo, né?!

Assim, tocamos o dia a dia, da manhã ao pôr do sol. Travesseiro sem espinhos. Nada a declarar... gente morre mesmo... Mas o mundo dá voltas. Ficou pequeno. O Azerbaijão é logo ali, na esquina da Ásia. Vírus de lá, vírus de cá. Genes resistentes de lá, de cá, de lá de cá... Pingue-pongue da desgraça que nos iguala. Não há dor no mundo que não afete o nosso café da manhã e o simples ato de comprar pão.

Árvores cortadas lá afetam o futuro aqui e vice-versa. Faltará ar nos pulmões do mundo, independentemente de onde venham a fumaça ou a serra elétrica. Quem desmata mata. Quem queima incendeia o próprio destino. As folhas são os alvéolos do mundo. Enfisema de todos, morte à vista por asfixia da consciência. Quando falta luz no Amapá, falta também aos nossos olhos. Falta-nos percepção do descaso para com as nossas fronteiras. Somos grandes e pequenos em nossa visão de futuro enquanto país.

Faltar luz no Amapá por dias seguidos é voltar no tempo e não perceber os limites do nosso território. Exclusão dos que estão dentro. Desprezível beirada de pizza. Terra de ninguém ocupada por gente que não enxergamos em nosso quarteirão. Quem apagou a luz do Amapá também sonega a merenda escolar e esconde dinheiro na cueca. Falta luz, falta horizonte. Falta luz, sobram covas. Debaixo da terra ficam os sonhos de quem um dia teve a coragem de ser fronteiriço.

Enquanto isso, os números sombrios da covid-19 explodem país afora. Ondas epidêmicas intermináveis vêm de todos os lados. Tempos e ventos incertos... Negativistas são assim, sonegam luz e horizontes. Confundem a percepção da população para manter espaço político e perpetuar poder. Podres poderes...

Nossa responsabilidade vai bem além da padaria da esquina. Somos todos cúmplices da falta de luz no Amapá, pelos números vexatórios da epidemia fora de controle, pelas covas rasas e pelas escolas sem livros. Se elegemos irresponsáveis, somos os responsáveis, até mesmo pela bomba que explode e mata em qualquer parte do mundo. A dor do mundo mora dentro dos nossos sapatos. Se apagamos a luz, temos a obrigação de acendê-la.

24

Filhos

28/11/2020

Não podemos ressuscitar as pessoas, mas evitar que elas adoeçam, sim. Isso podemos fazer. Com epidemia não se brinca. Baixou a guarda, leva no queixo. Nocaute na certa. Se agirmos cedo, somos alarmistas. Se não agirmos, somos negligentes. Ou seja, não há salvação para quem tem de decidir sobre o inusitado.

Duzentos negativistas buzinam pelas ruas. Querem abrir escolas com a epidemia acometendo 120 pessoas por 100 mil habitantes. Tragédia na certa. Mas negativistas não sabem muito bem o que é passar os dias com seus próprios filhos. Geralmente os terceirizam para as escolas. "Gente morre mesmo" – como disse Bolsonaro –, filhos, pais, avós, tios... E daí!? Morrem mesmo!

Negativistas certamente sentirão falta dos dias com seus filhos apenas no minuto final da existência, se o minuto lhes permitir tal clemência. Gente que não tem tempo a perder nem para viver, muito menos para morrer. Afinal, todos morrem mesmo! As esquinas do mundo são ângulos obtusos. Abrigam a desigualdade e as verdades.

A música do Clube da Esquina revela essas dissonâncias. Belos sustenidos... Ventos de maio, rainha dos raios de Sol... Telo, eu e seu irmão, Nico, fomos colegas num colégio de rígidos princípios religiosos e disciplinares. Sistema quase militar de formação. Mas dormíamos atrás do atlas de geografia. Jogávamos mais futebol do que o permitido e matávamos impiedosamente as tentativas de catequese religiosa dogmática obrigatória.

Nessas fugidas, jogávamos peladas com os mais velhos do clube… Lô, Fernando, Toninho e até o Bituca posava para fotos históricas com cara de beque viril. Nosso vice-governador, Paulinho, foi meu companheiro de meio de campo. Vez por outra, éramos socorridos pelo nosso "caro amigo Afonsinho", que saía do Rio para uma pelada em alto estilo.

E, assim, o tempo passava em compasso lentíssimo. A escola sempre foi importante, mas a vida, bem mais. Não me lembro de segunda época ou bombas. Mas, se houve, saudosas bombas e segundas épocas! Não perdemos tempo, ganhamos momentos irrecuperáveis. Maus alunos? Não, excelentes aprendizes. Alunos além ou apesar da escola. Continuamos durante vários anos com nossa pelada semanal numa quadra no Bairro Renascença. De vez em quando, jogávamos no Mineirão contra o time dos cronistas esportivos e jornalistas. Jogos históricos para nós, só para nós. Para os presentes no estádio, uma tortura técnica e motivo para muita gargalhada.

Não importa para nós. Estávamos no templo sagrado de Pelé, Tostão, Reinaldo e tantos gênios que aos poucos vão nos deixando um vazio infinito. Nesta semana, Maradona nos deixou. De fato, amamos o futebol, muito além da rivalidade momentânea. Com os pés, ele foi um poeta. Na vida, foi didático. O mito de carne e osso. Contraditório, irreverente, louco, sensível, apaixonado. Tudo ao mesmo tempo. Certamente será o primeiro a ser escolhido para a pelada no céu, coordenada pelo Gonzaga e o Fernando. Sócrates será o segundo.

Telo e eu fomos para o lado que a vida nos levou. Nós nos encontramos até hoje. Às vezes, compartilhamos poesias, cantamos e ainda chutamos a canela um do outro. Estamos vivos. Não me lembro de dias ou anos perdidos. Sei apenas que conquistamos nosso espaço na existência e temos histórias para contar.

Dos anos passados, são dias felizes que ficaram. Não me lembro de qual matéria perdemos, mas não me esqueço dos gols que fizemos. Das risadas e das pisadas na bola. Esse até eu faria...como diria o Vanucci. Atualmente, vieram os Grammys do Telo e do Toninho, o prazer de realizar trabalhos importantes para preservar vidas e torná-las mais longas e suaves. Dias felizes nos aguardam. Nossos pais nos terceirizaram para a vida. Damos graças a Deus!

25
200 mil

26/12/2020

Este ano começou como todos os outros. Cueca branca, foguetório, estouro de espumantes, abraços, beijos, desejos e sonhos. Muita gente reunida, dança e brilho nas roupas e nos olhos. Não tínhamos a menor noção do que estava por vir. Não sabíamos que aquela festa talvez pudesse ser a última do ano nesses moldes. Quase 200 mil brasileiros e 2 milhões de terráqueos não sabiam que essa seria a última da vida deles.

Ainda na ressaca do Réveillon, recebemos o alerta da OMS de que um iceberg ameaçava a sequência das festas do Titanic. Era um bloco de gelo minúsculo, mas capaz de colocar a arrogância planetária de joelhos. O SARS-CoV-2 havia se descolado da natureza e acabado de fazer uma migração transespécie e invadido nossas praias. Aliás, praias cheias e desatentas ao perigo da maré que adentraria nossas vidas, com ou sem o nosso consentimento.

A princípio, achamos que seria outro falso ebola a ocupar a pauta de jornalistas sem ter do que falar. Mas, quando os corpos foram lotando a caçamba dos caminhões na Europa, e as carretas frigoríficas estacionando na porta dos hospitais, como dissera minha filha Sophia, fomos ficando cada dia mais com "álcool na mão".

A vida mudou radicalmente. Ficar em casa era, e ainda é, a maneira de sobreviver de muitos. Não mais apertos de mão, e abraços somente por recado ou virtualmente. A solidão de nossas casas virou um doloroso e demorado porto seguro. Aquilo que pensávamos durar no máximo um mês atravessou o ano. Atônitos, vimos a vida passar pela TV e pelas redes sociais. Vimos enterros em vala comum, sem lágrimas presenciais ou flores de despedida. Perdemos amigos, colegas de trabalho, vizinhos e ídolos.

Mas não faltaram cânticos negativistas de desprezo pela vida alheia. Enquanto isso, os rostos dos profissionais de saúde foram ficando, cada vez mais, marcados por máscaras salvadoras e raras. Dentro de casa, descobrimos que temos sapatos que nunca usamos, livros que nunca lemos e coisas que não faziam a menor falta, mas as guardávamos.

Tempos difíceis, em que a fome de abraços ficou maior que a fome de pão (*O livro dos abraços*, Eduardo Galeno, p. 81). O vírus faliu empresários e evidenciou abutres políticos que roubaram o oxigênio que faltava aos pulmões de seus eleitores.

Nunca rezamos tanto para que a ciência nos desse uma vacina... E elas vieram. Mais uma vez, o negativismo de nossos governantes conseguiu nos colocar no fim da fila. Objeto de palanque político, as vacinas se transformaram em sonho distante para os brasileiros e inveja alheia da Costa Rica. Sobra a superfaturada e "poderosíssima" Santa Cloroquina e falta vacina. Dá para entender?!

O Natal chegou e Papai Noel não veio, afinal, ele é do grupo de risco. Preferiu ficar no Polo Norte, longe da turbulenta civilização e mais próximo dos 70 graus negativos exigidos por algumas vacinas. Lá, terá mais chance de ser vacinado do que aqui. O melhor de terminarmos 2020 vivos é nos aproximarmos de 2022, quando, enfim, daremos a resposta ao desprezo, à arrogância e à prepotência com que a população brasileira foi tratada nesta epidemia. Bem-vindo, 2021! Feliz Ano-Novo para todos!

26

Cegueira

16/1/2021

Nada tem no meio do nada.
No meio do nada, tudo se esconde.
O meio do nada esconde o meio, o tudo e o nada.
No meio do nada surge um homem a cavalo tocando uma vaca.
A vaca é o mundo que o homem toca.
O homem toca o mundo e a vaca.
A vaca e o mundo caminham com o homem.
O caminho não tem fim,
mas começa em algum lugar e termina em lugar algum.
Há um caminho por caminhar...
Vida que acaba em algum lugar,
homem, vaca e caminho começam e terminam,
lugar nenhum os espera,
chegarão sempre juntos em lugar algum...

Inicio o texto deste fim de semana descrevendo a preocupação do universo com a pandemia e com os nossos problemas diários. Abraçamos nossos problemas como uma tábua de salvação para suportarmos a dureza da existência. Assim como o universo não nos enxerga, nosso Messias também não.

Nesse caso, cegueira intelectual, moral e ética. Mas quem fez o nada nada fez... Se elegemos o capitão zero à esquerda, zero à esquerda é zero. Nota merecida para quem não fez o dever de casa. Fugiu da escola e não fez Moral e Cívica. No nada buscamos a luz, mesmo que as trevas nos abracem nos dias azuis. A piedade é universal, mesmo que a sentença seja mortal. A esperança é o que nos mantém vivos e produtivos, a poesia catapulta a alma.

Vai, vai, vai...

Na próxima semana, mais precisamente no dia D, na hora H ignorada e no ponto G, iniciaremos provavelmente a vacinação no Brasil e a colocar os pingos nos "Is". Espero que seja no dia 20. Um presente de aniversário inusitado. Em vez de mais uma flechada mortal, uma agulhada salvadora. São Sebastião recebendo vacina, em vez de flechas. São Sebastião, meu santo guerreiro, e eu agradecemos. Seja qual for a vacina, será bem-vinda.

Todas passaram por estudos clínicos sérios e metodologicamente adequados. Enganam-se os que pensam que essas vacinas foram desenvolvidas às pressas e sem critérios de segurança adequados. Desde 2002, pesquisas estão sendo feitas com o objetivo de prevenir infecções por coronavírus. Essas pesquisas iniciais, para controle da SARS, ganharam um novo impulso em 2012, por ocasião da epidemia no Oriente Médio – MERS.

Em 2019, essas pesquisas foram catapultadas pela atual pandemia. Portanto, ciência se faz através do conhecimento acumulado e compartilhado ao longo de vários anos. Curiosamente, tem gente que vai ao mercado e compra uma série de ervas para fazer chás milagrosos que jamais foram estudados cientificamente. Mas tem medo de vacina.

Outros tomam remédios que cientificamente já foram avaliados e tiveram a sua eficácia negada por estudos metodologicamente adequados. Mas tomam, expõem-se ao vírus com a expectativa de estarem protegidos e, não raramente, morrem.

Cada dia mais, essas histórias batem à porta dos nossos consultórios. Adeptos de tratamentos precoces e distribuidores do "kit ilusão" não são diferentes das cartomantes que prometem trazer seu amor de volta em 24 horas. Aliás, fazem um mal bem maior. Apadrinhados pelo Messias e pela tropa ministerial, apresentam-se como salvadores da Pátria Amada Brasil.

Distribuindo os mágicos saquinhos de remédio à população, tentam enterrar, junto aos corpos dos pacientes, a improbidade administrativa e o crime de responsabilidade por preconizar e gastar o dinheiro público com drogas inúteis para tratar esse vírus.

Em troca, recebem cargos públicos e se ancoram na máquina estatal para ter uma notoriedade que jamais tiveram como médicos e, muito menos, como cientistas. Aprendi com uma amiga, jurista do mais alto quilate, que atitudes como essas são, na realidade, uma "vacina jurídica". Essa eu não encaro, mas a denuncio como fruto da mais perversa atitude contra o povo brasileiro.

Ao contestarem e processarem instituições que defendem princípios científicos sérios – como a SBI (Sociedade Brasileira de Infectologia), a SBP (de Pneumologia), a AMIB (de Terapia Intensiva) e tantas outras – e proporem estratégias terapêuticas sem fundamento, lançam a flecha macabra da dúvida sobre uma população apavorada e sem um norte. Norte que, imerso na maior usina de oxigênio do planeta, vê o seu povo morrer nas ruas, ironicamente, por falta de ar. Onde falta oxigênio sobra cloroquina em saquinhos de ilusão.

Neste momento, o nosso norte devem ser as vacinas, as máscaras, o distanciamento social, a higiene das mãos e a paciência para lidarmos mais um ano com a pandemia e todas as mazelas criadas pelos negacionistas empoleirados no poder. Estamos neste momento ainda no meio do nada, mas chegaremos...

27

Vacina

23/1/2021

Dia 20 de janeiro, dia de São Sebastião, foi meu aniversário. Ganhei de presente, por coincidência astral, a vacinação contra a covid-19, que começou exatamente neste dia D e na hora H. Fui vacinado no Hospital Vera Cruz, mesmo nosocômio onde nasci e trabalho há mais de 30 anos. Logo depois de a agulha transfixar a minha pele e depositar milhares de cadáveres de coronavírus em meu deltoide esquerdo, percebi uma transformação imediata.

Meus sentidos ficaram mais aguçados e passei a ver detalhes que nos escapam aos olhos quando a angústia e a incerteza permeiam a alma. A falta de horizonte gerada pela epidemia fez o mundo ficar cinza. Mil tons de cinza, sem nenhuma sensualidade. Pelo contrário, nunca vi nada tão árido e broxante quanto o estresse epidêmico.

Máscaras tampando o sorriso, óculos escondendo o brilho dos olhos, ausência de apertos de mão, abraços à distância. Três beijinhos, nunca mais. Passamos a valorizar coisas que fazíamos automaticamente, sem perceber a sua beleza. Trata-se do valor intrínseco do jeitinho de cada um. Tudo que nos foi negado pelo vírus e fez o mundo ficar cinza, insípido e inodoro.

Mesmo antes da espetada tão esperada, ao desembarcar do elevador que me levou até o local da vacinação, já percebi a mudança dos funcionários pré e pós-vacina. Metamorfose esperançosa daqueles que aguardavam a sua vez de ser o cemitério de coronas, e não vítimas deles. Vitória sublime da ciência ao devolver o brilho ao olhar e colorir as faces, mesmo que ainda escondidas pelas máscaras salvadoras e repletas de simbolismo.

Todos, sem exceção, estavam movidos por uma excitação mágica de ser socorrido num barco de refugiados em mar revolto. De volta à terra firme. Pés no chão, mesmo sabendo da longa estrada a seguir, e ainda descalços. Esperança de quem lutou luta desigual. Resistiu a intempéries e sobreviveu. A alegria era contagiante. Agradecimentos à ciência, ao SUS, ao Butantã e até à China.

Houve uma pessoa apenas que me chamou no canto e perguntou: "Carlos, essa vacina é segura?". "Claro!", respondi. Passou por estudos rigorosos e tem mais de 15 anos de conhecimento acumulado para chegar até esse momento. Além disso, para quem come camarão em espetinho na praia, toma caipirinha com gelo de procedência duvidosa e arrisca um quibe na rodoviária, não faz sentido algum questionar a idoneidade de uma vacina. Afinal, para afogado, jacaré é toco. Tome logo essa vacina que a fila está grande e estamos em festa.

Aliás, não vi qualquer jacaré por lá. Nenhuma metamorfose negacionista ou terraplanista. Não vejo a hora de o país inteiro viver esse momento mágico. Antevejo a vida voltando à normalidade, as pessoas dançando nas ruas, abraçando-se e se beijando, sem medo ou culpa por estarem felizes. Nossos filhos com mochilas nas costas, indo e voltando para a escola, sem medo de levar para casa a orfandade. Tempos difíceis passarão, com a, ou apesar da, incompetência de gestores insensíveis e irresponsáveis. Eles passarão... e a sociedade seguirá seu processo penoso, mas inexorável, de metamorfose e amadurecimento.

Fazendo a ficha para ser vacinado, perguntaram-me: "Quantos anos o senhor tem?". Respondi da mesma forma que Galileu Galilei: "8, 10 ou, com muita sorte, 20, quem sabe! Vamos, me dê logo essa vacina, porque quero aproveitar muito bem o tempo que me resta!".

28
Máscara

6/2/2021

As máscaras têm inúmeros significados do ponto de vista simbólico. Tradicionalmente, prestam-se a esconder a identidade daqueles que as usam. Lembram-se de Zorro, Tonto, Irmãos Metralha? Popularmente, um indivíduo mascarado é aquele cujo sucesso lhe subiu à cabeça, a ponto de perder a noção de quem realmente é.

Exemplos existem em todas as atividades. Mas a fórmula do "emascaramento" é comum nas distintas áreas. A combinação de imaturidade com visibilidade pública pode distorcer o caráter, o comportamento e as atitudes.

A tempestade cai e dissolve as ilusões. O tempo não deixa pedra sobre pedra. Ídolos viram história, quando viram. Na maioria das vezes, nem isso. No máximo o nome de uma rua cujos moradores não sabem quem foi o cidadão que lhes serviu de ponto de referência. Apenas um caminho estático e esburacado perdido no Waze.

No contexto pandêmico, as máscaras significam proteção, respeito, dignidade, civilidade e respeito à vida. Tudo que esperamos de nossos representantes parlamentares. Nesta semana, o país assistiu a um baile de mascarados e despudorados. A sessão do Congresso que elegeu o presidente da Câmara foi um show de horrores. Centenas de pessoas do grupo de risco dando exemplo de como a população jamais deve se comportar para enfrentar uma pandemia como a de covid-19.

Máscaras no queixo, ausência destas, abraços e cumprimentos efusivos, distanciamento social violentado e multiplicado por menos um. Exemplos de como não se comportar em tempos desta pandemia catastrófica. Batidão funk de terno e gravata. Se o Planalto pode, por que não o morro?! Afinal, cientificamente já se sabe que o vírus não respeita os limites geográficos, apesar de ser mais letal para pretos, pobres e índios. As mães das crianças ianomâmis que o digam.

Infelizmente, às vezes, a disputa pelo poder tem a capacidade de entorpecer a consciência, distorcer o comportamento e atropelar a moral e a ética. Vencer e comer o fígado dos adversários, sem cebola, é o que interessa. A dança da vitória acontece naturalmente em casas noturnas, onde ninguém é de ninguém e o vírus é de todos, inclusive dos eleitores perplexos com o comportamento de seus representantes.

Nesse momento, a máscara cai e mostra a verdadeira face da Besta. O álcool festivo nas mucosas rapidamente esteriliza a consciência e os princípios básicos que deveriam nortear a conduta daqueles cujos comportamentos esperamos ser coerentes com a liturgia do cargo para o qual foram eleitos.

Seria diferente se o lado oposto tivesse saído vitorioso?! Certamente não. Humanos são humanos, e deputados são deputados. Mascarados ou não, são políticos que geralmente se esquecem rapidamente daqueles que um dia lhes confiaram o destino. Perdoem-me as exceções, sei que elas existem. Mas ficam irreconhecíveis no baile dos mascarados.

29

Glorinha

13/2/2021

Existem coisas que me fascinam. Coisas simples. Às vezes acordo de madrugada e caminho pela casa no escuro. É como caminhar dentro da própria alma. A propósito, não há alma que não tenha uma cadeira para ser tropeçada. Não há alma que não xingue ao pisar brinquedos largados pela casa. Não há alma que não perdoe e não esqueça o que é para ser esquecido.

As madrugadas nos brindam com o silêncio. Ou um quase silêncio. Quando ficamos quietos e prestamos bastante atenção, o relógio com seu tique-taque nos lembra de que o apetite de Cronos é insaciável, assim como o da companhia elétrica que mantém o ruído monofônico de uma geladeira.

Um carro ao longe, o vento pela fresta da janela, um latido, uma tosse. Covid?! Não, pigarro. Mesmo querendo abraçar o silêncio, o quase não nos permite. Tudo na vida é quase. Quase feliz, quase bom, quase silêncio, quase, quase... Mas não importa. Quase já é uma prova de que você tentou. É no quase silêncio que o universo sopra a poesia. Os sons não se propagam no espaço, mas vibrações, sim.

Toda casa tem seu silêncio próprio e seus ruídos típicos. DNA familiar expresso no jeito de ser dos que ocupam aquele espaço. Os ruídos familiares são como a cor dos olhos, a impressão digital e as linhas das mãos que estabelecem o destino daquele mundo. Só nós sabemos o quase silêncio que nos abriga e aconchega.

Os passos noturnos da minha mãe, a tábua solta no piso, a água caindo no copo, a descarga e a torneira do banheiro, a mola enferrujada da porta, o ajeitar da coberta. Um pum... O pigarro do meu avô, a lenha no fogão, a tampa do bule, o café na caneca, o aroma. Calçou as botas, pegou o balde, caminhou até o curral, peou a vaca. O leite bateu no fundo do balde, encheu. Raspou as botas no facão da porta.

Casas e úteros têm muito em comum. Lembro-me com saudade de todas as casas pelas quais passei. Não me esqueço do silêncio e do não silêncio de cada uma delas. Mundos visitados, mundos vividos, silêncios a percorrer, novos ruídos a serem decifrados e degustados.

Este texto é dedicado à Glorinha, enfermeira com a qual trabalhei por quase uma vida e que nos deixou nesta madrugada silenciosa.

30

Urgência

12/3/2021

Ao longo do ano 2020, sempre mantivemos níveis endêmicos extremamente elevados, que não foram reduzidos, só aumentaram. Não tivemos uma segunda onda epidêmica, mas uma primeira que aumentou progressivamente. A epidemia no Brasil disseminou-se pelo país de tal forma que se transformou numa bola de neve descendo uma montanha quase que interminável. O pior, essa intensa circulação viral nos transformará no celeiro mundial de variantes virais de preocupação (VOC), o que nos isolará do planeta.

Essas variantes exigirão vacinas com uma flexibilidade tão grande, a ponto de não conseguirmos produzi-las na velocidade em que surgirão. Os demais países se afastarão de nós e nos imporão restrições sérias, até que consigamos controlar a circulação viral em nosso território. A hecatombe econômica e social é iminente, caso não percebamos que vivemos uns para os outros.

Todos terão de dar a sua cota de sacrifício em nome do bem comum. Esse é o momento de agirmos como nação e como seres humanos. Ser forte não é ter músculos, mas ter cérebro e respeito, uns pelos outros. Nossas opções são extremamente limitadas. Vacinar toda a população no mais curto espaço de tempo possível e frear a epidemia ou restringir a mobilidade social de forma aguda por períodos curtos de tempo (15 a 21 dias) de maneira intermitente, a exemplo do que fizeram vários países, tais como Portugal, Espanha, Itália, entre outros.

Fizemos isso em Belo Horizonte. Apesar de não ser uma ilha, BH tem a menor mortalidade do país entre as cidades com mais de 1 milhão de habitantes e a segunda entre as com mais de 100 mil habitantes. A primeira opção não é factível em curto prazo (dois a três meses). Perdemos essa chance, se é que a tivemos, no ano passado.

Por sermos um país continental, a epidemia sempre estará mais aguda em algum local, porém, progredirá em ondas intermináveis até que atinjamos a ilusória imunidade comunitária (ou de rebanho). O oásis imunológico coletivo enterrará milhares de brasileiros, inclusive nossa economia, antes de ser uma realidade. As variantes dissolveram a miragem.

O Dr. Robert Challen publicou, em 10 de março de 2021, artigo de extrema relevância na conceituada revista inglesa *BMJ*, cujo título é "Risk of Mortality in Patients Infected with SARS-CoV-2 Variant of Concern 202012/1". A conclusão do estudo é a seguinte: a probabilidade de que o risco de mortalidade seja aumentado pela infecção com VOC-202012/01, variante isolada no Reino Unido, é alta. Se esse achado for generalizável para outras populações, a infecção com VOC-202012/1 tem o potencial de causar mortalidade adicional substancial em comparação com variantes circulantes anteriormente.

O planejamento da capacidade do sistema de saúde e as políticas de controle nacionais e internacionais são todos impactados por essa descoberta, com o aumento da mortalidade dando peso ao argumento de que medidas mais coordenadas e rigorosas são justificadas para reduzir as mortes por SARS-CoV-2.

Ou seja, essas variantes de preocupação podem não apenas ser mais transmissíveis, como também mais letais, fato que temos observado em nossa prática diária em diferentes faixas etárias, não apenas em idosos, como vimos na primeira fase da pandemia. Essa descoberta acende para nós o alerta de que ainda não vimos o pior desta pandemia. No sentido oposto ao nosso foi a Nova Zelândia: com um caso decretou *lockdown* nacional. Seriam eles exagerados, ou nós, relaxados (irresponsáveis) demais?

Aos olhos da Organização Mundial de Saúde (OMS), eles estão certos, e nós, errados. Nosso malabarismo em corda bamba, de olhos fechados sobre um abismo viral, custará a nós vidas e liberdade. A situação é tão grave que não é hora de apontarmos o dedo para culpados. Sabemos quem são eles. Com tempo e a cabeça fora d'água, poderemos colocar os pingos nos "Is".

Neste momento, precisamos frear o vírus. Isso significa pararmos de circular ao máximo, usarmos máscaras, fazermos distanciamento social, observarmos rigorosamente as medidas higiênicas e combatermos com rigor as aglomerações. Paralela e imediatamente, incorporarmos o maior número e tipos de vacinas possíveis e vacinarmos a população. Isso exigirá flexibilidade dos órgãos regulatórios?! Sim, mas sem perder de vista princípios básicos de segurança na incorporação dessas vacinas.

Agilidade máxima com responsabilidade e regras compatíveis com a urgência que o momento exige. Testar o máximo de pessoas e isolar as infectadas por pelo menos sete a 10 dias em hospitais de campanha de baixa complexidade (ou hotéis de campanha), os quais não deveriam ter sido desmontados de forma precoce.

Mas deixemos os "Is" para depois. Fundamental não cantarmos vitória antes da hora. Esse vírus não veio de passagem. Veio para ficar! Temos de controlá-lo com competência e responsabilidade, o que pode ser traduzido em responsabilidade, civilidade e ciência. Não temos tempo nem mais vidas a perder. Urgência é a palavra do momento.

31
300 mil

3/4/2021

A barra do dia, as luzes e o silêncio pandêmico tornam o cenário único em uma existência. A cidade e seus semáforos piscando para ninguém.

O cão perdido, que não tem a quem seguir, cansou, parou. Nem um ciclista para assustar. Frustrante pra cachorro! Tempos estranhos. Para onde foram todos?! Não foram. Ficaram, mas não estão. Permanecem na casamata esperando o vírus passar pelos olhos das janelas.

A vida só voltará a ser como antes se nos refugiarmos dentro de nós mesmos. Abraçarmos a solidão como um estado natural de quem vive, do berço ao túmulo, sem a angústia que apaga todas as luzes. É preciso evoluir para sobreviver. Aprendemos com o vírus. É preciso horizonte. Um Belo Horizonte para buscar caminhos. Mirar o infinito, sem perder o sentido de proximidade.

A cidade pulsa em coma induzido. Há vida a ser vivida. Ainda há oxigênio a ser respirado no planeta. Há sexo nessa tortura. Pessoas nascerão para viver suas próprias epidemias, surtos de paixão, TPMs, ilusão e tédio. Distante desses dias, antropólogos nos analisarão com frieza e curiosidade. Por que será que precisavam tanto se aglomerar para se sentirem felizes?! E as fantasias?! Já não bastavam as máscaras?!

Uma coisa é certa: aprenderam a descobrir a si mesmos, reataram laços familiares e o sentido do trabalho como necessário à subsistência.

A interdependência global real começou a ser perceptível com a pandemia de 2020. A conectividade e o sentido de tecido humano integrado à natureza começam a ser entendidos, de fato, a partir de 1 milhão de vidas perdidas. A caminho de um futuro incerto, o planeta perdeu, até hoje, uma Belo Horizonte em vidas (2.787.785 pessoas). Cerca de 15 Nagasakis e Hiroshimas em apenas um ano.

Foram necessários mais de 300 mil mortos para que um "gênio da época" usasse máscara e esboçasse, mesmo que contrariado, algum sentimento pelas vidas perdidas no seu país. Asfixia política é mais eficiente do que covas preenchidas.

Nossos investigadores futuros nos verão como seres préhistóricos, e o cérebro do nosso dirigente maior merecerá estudo especial para encontrar os marcadores genéticos e fisiopatológicos da perversidade e da falta de caráter. A dificuldade será encontrar, num crânio vazio, massa encefálica a ser estudada. Mas arqueólogos usando técnicas especiais descobrirão os sonhos ditatoriais do governante: Império de Messias I, II, III e IV.

Catástrofe secular! Ainda bem que não passou de um neurônio delirante psicótico. Abortado o delírio, imperam os princípios democráticos e o país volta a ser o país do futuro. Será?!

32
Braz

10/4/2021

O Braz foi meu cabeleireiro durante muitos anos, assim como de milhares de estudantes, professores e funcionários da Faculdade de Medicina da Universidade Federal de Minas Gerais (UFMG). Desde 1969, cortava o cabelo de todos com carinho, bom humor e a elegância de um *coiffeur* de Paris. Enquanto tive cabelo, eu o visitava de tempos em tempos. Quando ele começou a me cobrar meia, passei a ir até lá apenas para visitá-lo e rir um pouco. Meticuloso e detalhista, conhecia seus fregueses pelo nome.

Formar-se na faculdade não significava abandonar o Braz. Mesmo os que iam para muito longe de BH sempre voltavam ao DA da Medicina para matar a saudade dos tempos de estudante. Cortar o cabelo com o Braz era como viajar no tempo, reviver os primeiros dias do curso e sentir o frescor do entusiasmo e do orgulho de frequentar aquela faculdade e pertencer a um espaço seleto pelo qual batalhamos por quase uma vida.

O Braz era bem mais que um cabeleireiro. Era um símbolo incrustado dentro de outro símbolo, o Diretório Acadêmico da Faculdade de Medicina da UFMG. Local histórico de contestação, debates acalorados, diversão e de cortar o cabelo com o Braz. Durante alguns anos fomos vizinhos e parceiros de trabalho.

Tudo começou num corte de cabelo (naquela época eu ainda os tinha), quando fiquei sabendo que o inquilino do bar do DA estava de saída. Alguns minutos depois, ficamos sabendo também que o Jaime, nosso colega de turma e de boteco, iria se casar. Sua namorada estava grávida e, como um "cabra macho" e honrado do Norte de Minas, "comeu, engravidou, casou".

O Jaime tinha um problemão: grana para se sustentar. Pensou até em parar o curso de Medicina para trabalhar. Nós tínhamos dois problemas. Não queríamos perder a companhia do amigo nem a oportunidade de termos o boteco do DA, nosso ponto de encontro. Problema posto, solução dada. Alugaríamos o bar do DA.

O Jaime ficaria com metade do lucro, e nós, os outros 14, com os outros 50%. Cada um teria 1/14 de 50% do possível lucro. Planejamento perfeito em papel de padaria. Tinha tudo para dar certo. Dos 14 donos, tínhamos três agregados de outras faculdades. O Dango, da Odontologia e músico de altíssimo nível, o Adelsinho, das Artes Plásticas, e o Júnior Medonho, da escola de Direito e primo do Gustavo Werneck. Aprendemos na prática a importância da multidisciplinaridade na gestão de negócios.

O Jaime topou com certa relutância. Assim começou nossa vida empresarial. Dividimos os plantões no boteco de forma a não comprometer aulas e estágios. Tudo perfeito! Minha mãe fazia as empadinhas que se tornaram famosas em todo o Campus Saúde. Supimpa era o responsável por buscá-las e degustar a primeira e levar uma especial para mim. Carinho especial de mãe, do grupo escolar à faculdade. Era ele quem abria o bar, que, em dias de festas, só fechava com a saída do último bebum. Com frequência, nós mesmos.

Com o tempo, fomos sofisticando os sanduíches. Surgiram, assim, a deliciosa "Dalva de Oliveira" e o compacto, mas potente, "Nelson Ned". O Braz, nosso vizinho de porta, tornou-se quase o 15º proprietário. Tivemos fregueses inesquecíveis, como o Picolé, funcionário da biblioteca e nosso paciente no ambulatório de fígado do Bias Fortes. O Alberto, faxineiro do DA, que nos ensinou a importância do respeito à diversidade sexual, coisa que não se ensinava na época, em nenhuma matéria da faculdade.

O poderoso Apolo, líder estudantil, que um dia, no plantão do Adelsinho, pediu um pendura de seis cervejas. Com vergonha de perguntar o nome da figura ilustre, Adelsinho desenhou uma caricatura da figura no livro caixa. Uma obra de arte inconfundível, que se encontra de posse do Gustavo Werneck até hoje.

E assim levamos o bar até que o Jaime não precisasse mais da grana que seus 50% lhe conferiam. Os outros 50% foram deliciosamente bebidos e deglutidos pelos demais proprietários. Em nosso currículo na faculdade deveria constar esse estágio extracurricular: gestão de boteco. Matéria complexa e disputadíssima. Apenas 14 vagas para centenas de candidatos.

Nem tudo foram flores nesse período complexo, ditatorial e de luta pela retomada da democracia no país. Ser dono de boteco e cabeleireiro dentro de um DA naqueles tempos tinha seus riscos. Reuniões da UNE e do DCE eram proibidas e reprimidas de forma violenta pela polícia e pelo temido DOPS.

Certa vez, a UNE bancou a briga e resolveu fazer o congresso aqui em BH, no DA da Medicina. Clientela garantida para o Braz e para nós do boteco. Só não contávamos com o fechamento do campus pelo aparelho repressivo do Estado. Ficamos todos presos no DA por um bom tempo, até sermos levados para interrogatório e fichamento. Saímos do DA num corredor formado por policiais afim de nos cobrir de cacete e cachorros babando para morder nosso traseiro.

Coração a mil, fui com o Braz, ambos esperando pelo pior. Tortura com choque elétrico, pau de arara etc. Tudo isso por cortar cabelo e vender cerveja, empadinha e a deliciosa Dalva de Oliveira. Não era justo. O Braz e eu ficamos juntos o tempo todo. Afinal, nosso álibi era o mesmo: trabalho. Ele cortava cabelo e eu era dono de 1/14 de 50% de um boteco. Mais do que convincente.

Para o interrogatório, sempre havia dois policiais. Um queria seu fígado, e o outro quase lhe fazia um cafuné. Às vezes trocavam de posição, conforme o interrogado. O Braz foi na minha frente, mas ficamos muito próximos um do outro. Eles pareciam já nos conhecer. Poderiam ser um dos inúmeros fregueses do Braz ou do nosso boteco.

Mas o interrogatório era uma praxe. As porradas, também. Ossos do ofício.

– Qual o nome do senhor?!

– Braz.

– Ô, imbecil, nome completo, cara!

– Braz Indiano de Souza.

– Fala alto, cara!

Foi nesse momento que eu percebi que a coisa não estava nada boa para o Braz e tentei ajudar.

– Ô, Braz, fala logo quem você é!

O policial mau não teve dúvida. Deu-me um cocão e gritou no meu ouvido, que o zumbido não me largou até hoje.

– Ô, engomadinho FDP, fica calado aí, seu viado! Espere a sua vez, cara.

– É que ele é o cabeleireiro do DA e eu sou um dos donos do boteco, cara.

– PQP, esses caras têm cada desculpa. Eles acham que nós somos idiotas, ô Zezé.

Zezé era o bonzinho.

– Calma, Felipão, esses caras são do bem. Vão contar pra gente tudo direitinho. De qual facção vocês são?!

Aí o Braz se manifestou de forma menos hesitante.

– Eu sou o cabeleireiro do DA e esse menino é do boteco.

– Tá bom! Então me prova. Pega a tesoura lá que eu tô precisando cortar o cabelo.

– Quer dar um tapa no visu?! É comigo mesmo – disse o Braz.

– Se fizer caminho de rato eu te mato de porrada.

E, pelo "tapa no visu", o Braz levou uma bolacha.

Pensei comigo: se ele pedir um Dalva, vai ser complicado. O sanduíche seduzia os mais exigentes paladares, mas exigia ingredientes impossíveis para o local. Depois de cortar o cabelo de uns cinco e fazer da sala de interrogatório um salão de beleza, eles se convenceram de que ele era de fato bom no que fazia. Foi quando o Zezé interrompeu.

– Agora traz lá o pão de forma pra esse aqui fazer os sandubas.

O esse aqui era eu! Fiz um Dalva de Oliveira, improvisado, mas convincente e libertador! Pão de forma branco com manteiga por fora, duas fatias de muçarela e presunto, sem hambúrguer de frango, porque estava em falta, tomate, alface e maionese. A Dalva podia ser quente ou fria. Eu preferia a quente, mas a fria também era inesquecível.

Fomos liberados, e o Braz me confessou que alguns dos caras continuaram seus fregueses por muitos anos. Liberados sem fichamento por uma tesoura velha improvisada, mas nas mãos de um craque e pela Dalva de Oliveira. Nosso boteco fechou. Nunca tiramos um centavo do negócio. O lucro intangível são as dezenas de histórias para contar e os divertidos momentos que vivemos.

Na semana passada o Braz nos deixou. A covid-19 o levou, junto aos outros 345.287 mortos pela "gripezinha". Foi dar "um tapa no visu" dos anjos. Se daqui para frente alguém tiver uma visão do Cristo de cabelo cortado, certamente foi o Braz.

33

Vexame

24/4/2021

Cansei desta pandemia. Ou melhor, cansamos. Mas a realidade é que ela não acabou nem vai acabar tão cedo. Sempre me perguntam, mais quanto tempo?! Não sei, é a resposta – o bicho é maratonista dos bons, não cansa nunca. Se deixar solto, correrá até 2024. Os pessimistas falam em 10 anos. Mesmo estando cansados, não dá para fraquejar agora. A vacina está quase chegando ao braço de cada um, temos de seguir adiante.

E depois, ir para onde?? Ninguém nos aceita em lugar nenhum deste planeta. Viramos espanta-bolinho. Figuras *non gratas* até no Paraguai. Nosso lugar é aqui! Temos de pegar o boi pelo chifre e resgatar nossa alegria. Isso, sim, sabemos fazer como nenhum outro povo: promover alegria. Nosso humor é epidêmico: transforma-nos, rejuvenesce e alivia qualquer cansaço.

Exatamente por isso, criamos o nosso depósito de piadas pandêmicas da SBI, sobre o qual já comentei em coluna anterior. É nesse grupo que nos refugiamos algumas vezes ao longo do dia para nos reabastecermos da endorfina de uma boa risada.

Hoje revisitaremos esse celeiro de humor pandêmico. Uma das postagens recentes lembra o nosso saudoso Ariano

Suassuna: "Na minha família, quem não é doido junta pedra pros doidos jogar no povo". Sabedoria pura de um homem maduro, sem medo das próprias fragilidades.

Nos dias atuais, a discussão sobre a loucura é mais do que pertinente. A pandemia escancara os desequilíbrios psiquiátricos latentes na grande maioria das pessoas. Inconscientes do próprio desequilíbrio, as pessoas se tornam presas fáceis do charlatanismo e de posturas autoritárias. Os psiquiatras nunca foram tão necessários quanto agora, no enfrentamento desta epidemia de etiologia viral. Quem diria?!

Chamou-me atenção também a postagem da galinha em frente a um espelho e dialogando com sua própria imagem: "Chega de 30 ovos por 10 reais! Se valorize, Beatriz". Acho que esse é um bom recado para nós, profissionais de saúde: se não nos valorizarmos agora, por mais que recebamos homenagens dos diferentes setores, não teremos o reconhecimento que merecemos. Em breve estaremos sendo chamados de mercenários – até as galinhas sabem disso.

Esta rodou o Brasil inteiro: "Dia importante: amanhã será a aplicação da segunda dose de soro fisiológico nos empresários de BH". Esse episódio corresponde a uma das cenas mais patéticas desta epidemia. Virou caso de polícia, mas expôs também os princípios éticos dos empresários envolvidos. A desonestidade e a má-fé de braços dados desfilaram em noticiários do mundo inteiro.

Paralelamente, a epidemia matando em média 3 mil pessoas por dia. Nesse caso, o castigo foi imediato e prolongado. Imediato pela dor de uma injeção de água com sal. Para quem não sabe, dói muito! Prolongado pelo vexame nacional e pela incerteza da origem das próprias seringas utilizadas, as quais poderiam estar contaminadas. Preocupação para os próximos seis meses, no mínimo.

Fantástica a foto de um mosquito da dengue desolado pela perda do emprego: "Após perder seu emprego para o covid, Aedes é visto fazendo entregas para o iFood". Sempre tivemos a epidemia da moda. A dengue saiu de moda. A doença, que nos atormentou ao longo de décadas, ficou no limbo da saúde pública. Junto a ela, ficaram a febre amarela, a leishmaniose, o infarto e a violência urbana, entre outras. Mas não deixaram de ser um enorme problema. Elas simplesmente saíram da pauta.

Um vídeo de uma pessoa sendo vacinada montada num jegue numa fila de *drive-thru* com os dizeres "só o Brasil tem" chama atenção para o abismo social da nossa sociedade. É engraçado? Sim, se não fosse trágico.

34

Disciplina

15/5/2021

Hoje vou jogar com o Chico de meio de campo, como nos velhos tempos. Mais atual do que nunca, "Agora falando sério" é uma peça antológica desse genial compositor, com o qual tive o prazer de disputar algumas bolas divididas. "Preferia não falar nada que distraísse. Eu queria não mentir, não queria enganar, driblar, iludir." Após quase meio milhão de mortos e os absurdos exibidos ao vivo pela CPI da covid, não há como não falar sério. Onde iremos parar com esta pandemia no Brasil?!

"E você que está me ouvindo. Quer saber o que está havendo com as flores do meu quintal?" Não haverá flores para tantas sepulturas nos próximos meses e anos. Idas e vindas epidêmicas com estresse intenso para o sistema de saúde continuarão por um período ainda imprevisível. Ondas epidêmicas até 2024 foram projetadas por pesquisadores da Harvard Medical School, como publicado pela revista *Science*, ainda no princípio de 2020.

Nessa publicação, os autores projetam uma trajetória complexa da epidemia. As políticas públicas, o comportamento da população, o surgimento de tratamentos eficazes e a prevenção efetiva poderiam mudar essas projeções. O tempo verbal diz tudo: poderiam! No Brasil, as políticas públicas negacionistas desde o princípio da pandemia tentam agora, no meio da marcha fúnebre, recuperar o tempo perdido, esboçando estertores de racionalidade. Tarde demais para as vidas que se foram.

A população exausta de distanciamento social, acostumada com o nosso inigualável calor humano e carinho, exige normalidade onde o normal não mais existe. Grandes aglomerações, casamentos cinematográficos ou até mesmo um simples almoço em família no final de semana passaram a ser um risco de vida. Apesar dos cuidados iniciais, quando a cerveja sobe, a máscara cai e o vírus nos abraça junto ao aconchego familiar.

Tratamentos eficazes ainda parecem distantes de todos nós. Mais uma vez, o pouco que se tem não se encontra. Os anticorpos monoclonais que ressuscitaram o Trump foram praticamente confiscados pelos norte-americanos. Tem, mas acabou! Apesar da insistência de alguns ilusionistas, fica cada vez mais clara para todos a mentira do tratamento precoce proposto pelo charlatanismo presidencial.

Se não fosse a independência gerencial da Agência Nacional de Vigilância Sanitária (Anvisa), até as bulas dos remédios seriam mudadas. Crime e mentiras prolongarão o nosso calvário humanitário e econômico. Quando falamos de prevenção efetiva, pensamos imediatamente em vacinas. Será que controlaremos esta epidemia apenas com as vacinas?! Certamente as vacinas serão cruciais no processo de controle da epidemia. Mas cadê as vacinas?!

Entretanto, exemplos vindos do Chile e do Uruguai nos mostram que, a princípio, não apenas vacinas controlarão a epidemia. Medidas de distanciamento social, uso de máscaras e higiene das mãos são fundamentais para a contenção da pandemia, mesmo com vacinação avançada. Tudo que foi negligenciado e negado pelo Planalto agora, mais do que nunca, é a nossa saída.

A disciplina asiática provou que as medidas de distanciamento social, mesmo sem vacinas, são capazes de conter a epidemia. Com as vacinas, teremos alguma chance de reconquistar até mesmo o abraço perdido. Falando sério, estamos longe de consertar o malfeito. Vendo as pessoas circularem sem máscaras pelas ruas de Nova York, impossível não sentir inveja da vacina alheia. Mas paciência e canja de galinha são coisa de mineiro, e não de norte-americano.

Vamos ver o que acontecerá com eles nas próximas semanas e meses. Antes de fazer as malas e correr para ir se vacinar na Walgreens, vamos ver a banda passar. Nosso planejamento para o enfrentamento desta pandemia deve mirar o médio e o longo prazos. Rever de escolas a igrejas, campos de futebol e outras grandes aglomerações. Temos de reinventar o prazer, o aprender e o conviver. Agora, falando sério, "a sempre-viva morrendo e a rosa cheirando mal" não foram apenas burrice e incompetência que nos traçaram esse destino. Foi perversidade!

"Preferia não falar, falando sério." Obrigado, Chico!

35

Tiãozinho

22/5/2021

Sempre gostei de jogar futebol como meio de campo. Comecei no time do seu Tiãozinho como centroavante. Não funcionou. A bola não chegava nunca para uma conclusão. Nem com a tática infalível daquele técnico maravilhoso, que implantou uma revolução no futebol mundial: "Ligeireza, marvadeza e gol de cara. Depois nois arrecoi e fica veiaco".

Era uma verdadeira arapuca de ganhar de 1 a 0. O Guardiola deve ter feito estágio com ele! Claro, jamais admitiria a origem do seu sucesso. Muito menos a passagem de seus olheiros pelo monumental Estádio Municipal de Ibiá. Com o tempo, como um bom técnico, seu Tiãozinho foi me testando no meio de campo. Ali, sim! As opções de jogada tornavam o jogo plural e emocionante. Fazer o gol era apenas o detalhe final. O importante é como chegar até lá.

Assim, encontrei o meu espaço na vida. Servir. Ser garçom no meio de campo da existência. Ser médico sempre foi um sonho de criança. Brincando no consultório do meu pai, vendo seus livros e observando formigas com lupas, fui aos poucos mergulhando em um mundo maravilhoso. Levei para a medicina a experiência do esporte da minha infância.

Jogar no meio de campo é bom, mas exige o máximo de quem habita esse espaço do gramado. Ser o elo entre a defesa e o ataque é uma responsabilidade enorme. Quem entende de futebol sabe: jogo se ganha e se perde no meio de campo. Portanto, os heróis e vilões, na maior parte das vezes, habitam esse espaço.

Transpondo para a medicina, jogar no meio de campo significa trabalhar com o hiato entre especialidades. As infecções fazem essa ligação. Não há especialidade médica que, direta ou indiretamente, não lide em algum momento com infecção. A atual pandemia descortinou esse espaço do conhecimento. O meio de campo ficou congestionado. Difícil tocar a bola quando o espaço encurta.

É nessa hora que um bom técnico faz a diferença. Colocar as peças nos seus devidos lugares é obra de arte. Coisa que faltou na condução da atual pandemia no Brasil. Jogar contra um adversário desconhecido exige cuidado, sensibilidade e inteligência. Exatamente o que faltou no atual cenário. Sobraram ignorância, burrice e perversidade.

Faltaram elegância e o amálgama do bem! Resultado: 7 x 1 para o vírus. Perdemos o meio de campo e, atualmente, quase meio milhão de brasileiros e brasileiras. Perdemos o chão, queimamos florestas com seus habitantes naturais. Perdemos a compostura e o fio da meada. Não imaginava que o destino nos reservaria esse desafio.

Lidar com o invisível sempre esteve em nosso universo. Mas com o imponderável do irresponsável é frustrante. O Sr. Tiãozinho não nos treinou para enfrentar adversário tão imprevisível. Nem mesmo os maravilhosos e dedicados professores que tivemos na UFMG poderiam imaginar tamanho desafio no destino de seus discípulos. Ainda assim, estamos vivos no jogo. Perdendo, mas com cabeça em pé e olhos no futuro. Queremos virar esse jogo e correr para o abraço que tanto nos tem faltado.

36

600 mil

14/8/2021

Confrontar a realidade é sempre mais difícil do que sonhar. O desejo de, do dia para a noite, transformar-se em um milionário alimenta os cofres públicos com os jogos de azar, cujo principal *bookmaker* é o próprio Estado. Da mesma forma, diante de uma doença grave, recorrer a soluções milagrosas é uma tentação que alimenta o cofre de charlatões.

Conhecemos essa mesma história com o câncer, a aids, a hanseníase, a tuberculose, a diabetes etc.

Nesta pandemia, o desespero levou milhares de pessoas a recorrer a medicamentos sem eficácia confirmada, assim como profissionais sem escrúpulo usufruem da angústia. O pensamento mágico exige soluções fáceis, mas não inócuas. A ideia de que pior do que está não pode ficar, em ciência, não funciona. Os efeitos colaterais dos medicamentos e o atraso na adoção de medidas adequadas para resolver o problema podem ser mais fatais que o próprio vírus.

Caminhamos neste momento para 600 mil mortos pela covid-19, e as soluções fáceis e mágicas alimentam, cada vez mais, o desejo de normalidade sem sacrifícios. Queremos vacinas 100% eficazes que nos livrem do desconforto das máscaras, para amanhã, sem falta! Confesso que esse também é o meu desejo. Mas a realidade é outra, e temos de enfrentá-la sem subterfúgios e promessas enganosas.

O vírus veio para ficar. Em princípio, temos de nos adaptar a ele. Com o avanço do conhecimento científico, nós o dominaremos e passaremos a conviver com ele, assim como já convivemos com várias outras doenças. Porém, sempre em busca de uma solução definitiva. Entretanto, com menos de 15% da população mundial vacinada, com as desigualdades sociais geradoras da miséria e a hipocrisia de políticos populistas, não tenho dúvida de que o caminho será longo e penoso. O choque de realidade provocado pela covid-19 é um dos seus principais legados.

O sofrimento que se adentrou nas nossas casas e nas nossas vidas é fruto da alienação na qual estamos imersos. Ligamos o "foda-se" para o mundo. Achamos que não há um preço a pagar e que sempre haverá uma solução mágica para nos salvar. Doce ilusão!

As perguntas que me chegam aos montes, pelos mais diferentes interlocutores, são um bom exemplo. Teremos Carnaval e Réveillon? Sim, mas com vacina, máscara (vale a criatividade), distanciamento social (sem beijo em massa) e sem aglomeração. Não é possível?! Reinvente-se! Se eu fizer tudo isso é seguro? Claro que não! Se não existe pecado do lado de baixo do Equador, segurança, muito menos. Se eu tomar duas doses de vacina eu não morro? Vacina não te transforma em vampiro. Vampiro é quem não morre. Você é mortal. Não há vacina 100% eficaz para nada. Muito menos para te transformar em vampiro.

Quando ficaremos livres das máscaras? Quando ficarmos livres do vírus. Quando ficaremos livres do vírus? Quando usarmos máscaras, tomarmos vacina, evitarmos aglomerações, lavarmos as mãos, investirmos em ciência e, de fato, praticarmos o amor ao próximo. Mas assim está muito difícil! Não! Está em nossas mãos.

Lembre-se da fábula da cigarra e da formiga. "A formiga, com ódio da cigarra, votou no inseticida. Morreram todos, inclusive o grilo, que votou nulo." Não entendeu?! É por isso que a pandemia ainda vai durar muito tempo. As soluções mágicas são mágicas. Não são reais. Acorde e faça a sua parte!

37

Estupidez

28/8/2021

Caro leitor, peço desculpas antecipadas pelo exemplo inicial deste texto, mas a contundência é necessária quando o tema se relaciona com as consequências da nossa própria estupidez. Um arroto dentro da máscara e um pum debaixo do cobertor com a cabeça coberta se equivalem. Nós, vítimas de nossa própria putrefação. Eleger imbecis e esperar deles atitudes geniais se equivale a esperar que nossos putrefatos gases tenham o aroma de um perfume Chanel nº 5.

Da mesma forma, ter atitudes irresponsáveis durante a pandemia e esperar queda da incidência e da mortalidade são ilusão e autoengano. Ao longo dos últimos dias, a sensação que tenho é que as pessoas estão achando que a pandemia acabou. Apesar da redução do número de casos e óbitos na maioria dos estados do Brasil, a variante delta do SARS-CoV-2 vai rapidamente dominando o mundo ultramicroscópico. No intuito de tentar barrar a inevitável nova onda de casos e óbitos, o Ministério da Saúde liberou um reforço da vacinação para grupos mais vulneráveis. Medida coerente e respaldada pela literatura científica atual.

Entretanto, nada se fala de medidas de distanciamento, uso de máscaras e atitudes responsáveis. É como se todos tivessem aceitado a garupa na motocicleta do Messias. Doce e ingênua ilusão epidemiológica. Com menos de 30% da população com duas doses de vacina, a variante delta não baterá delicadamente à nossa porta. Pelo contrário, penetrará casa adentro como se fosse parte da orgia em que se transformou a condução da epidemia no país.

O que observamos em outros países sempre foi a nossa realidade pouco tempo depois. Não temos nada diferente dos demais seres viventes deste planeta, exceto nosso jeito carnavalesco de ser. Vacinas sem atitudes responsáveis são autoengano. Miragem e expectativa mágica de quem apodrece no poder, que já passou da hora de cair e continua exalando o seu hálito pútrido, recheado de agressões contra as estruturas garantidoras de nossa democracia.

Pelas projeções atuais, para chegarmos perto de nossas vidas "normais", precisaremos de mais de 80% de toda a população completamente vacinada e, eventualmente, revacinada. Importante: as máscaras vieram para fazer parte de nosso adorno facial por um longo período. Vacinas mais eficazes e que contemplem as variantes virais, resultantes de nossas atitudes delirantes e irresponsáveis, serão necessárias. Tratamentos eficazes e cientificamente validados poderão amenizar e reduzir a angústia de não sabermos o desfecho do nosso encontro com o vírus. Porém, para termos acesso às novas tecnologias, encontramos outra poderosa barreira – a Agência Nacional de Saúde (ANS) e o *lobby* das operadoras de planos de saúde. Algumas operadoras ignoram até mesmo a ANS e seguem regras próprias, como se estivéssemos numa terra sem lei.

Mais uma vez, nós, vítimas de nós mesmos. Sucateamos o SUS e várias outras instituições construídas com o nosso suor durante anos e abrimos mão de um patrimônio nosso, absolutamente fundamental para o enfrentamento dos grandes problemas de saúde que teremos pela frente. O resultado foi que nos tornamos escravos de grandes corporações de princípios éticos questionáveis e direcionados quase exclusivamente ao lucro, a despeito da vida e da dignidade humana.

A engrenagem dos tempos modernos nos obnubilou a alma. O vírus nos roubou o olfato e o paladar. O mundo insípido e inodoro nos remete ao Tártaro e ao Caos, onde o submundo de Hades nos parece um paraíso distante e, ao mesmo tempo, docemente cruel. Nós, vítimas de nós mesmos e das nossas escolhas.

38

Medo

2/10/2021

O Sr. Dickson quer um competidor à altura dos seus 96 anos para os 100 metros rasos. O milagre do esporte mantém a vida e o entusiasmo de vencermos o tempo. A Sra. Elza, com Alzheimer, não se esqueceu do Garrincha. O Sr. Gilberto cantou a Roseira da Bahia. Essas cenas foram estampadas pelo Fantástico no último domingo. Trata-se de uma bela resposta ao "óbito também é remédio", justificativa criminosa de uma operadora de planos de saúde para sonegar tratamento digno aos seus clientes "prioritários".

Memória perdida, sonhos reencontrados. A alegria é a cura! Por isso a linha de chegada é tão importante para quem procura.

O gol é mágico,
a cesta do Oscar Mão Santa,
a viagem nas estrelas do Bernard,
o *sprint* do Chamorro.

A explosão de emoções que nos invade com o esporte é o *big bang* que cria e recria. O que a pandemia nos tirou de mais precioso foi a alegria. O vírus que invade os pulmões afeta a esperança e nos adoece emocionalmente.

Neste momento, o desafio é voltar ao normal e superar o medo. Mas como?! Se não temos um norte! Em quem confiar?! Onde fica o Porto Seguro?! Na Bahia, claro! A estrela-guia nos leva a Belém. Mas é lá?!

A mentira e a ilusão não encontram espaço diante dos fatos expostos pelo tempo. A ciência não nos oferece a verdade, mas a dúvida transitoriamente respondida. Algo próximo da verdade possível para o momento do conhecimento. A meta da ciência, assim como do esporte, mesmo quando a esperança nos vaza pelos dedos, é tornar a vida mais alegre.

O rumo certo é, e sempre será, incerto. Mas, se no final o que encontramos no rosto for o sorriso, terá valido a chegada.

O coração pode ficar apertado na viagem, mas, se no final encontrar o ritmo certo, terá valido a taquicardia.

O vazio é o pântano que respiramos. Não há certeza nem no olhar de sua própria mãe. O porto não existe!

Trata-se de uma miragem eterna. O que vale é a viagem, o prazer de compartilharmos as incertezas e as dúvidas.

Abraçamos o amor como tábua de salvação do vazio que nos mantém flutuando no nada.

Mas, se feijão é que segura o vão, a alegria é o que nos preserva.

Entre hiatos de sofrimento, a alegria nos visita. Num gol, num olhar, no orgasmo ou no simples prazer da conquista de um sorriso.

O mundo cabe num olhar afetuoso, na perspectiva de voltar a respirar próximo de alguém. Aceitar a solidão existencial é sofrido, mas necessário.

Jamais construir oásis no deserto alheio, como bem disse Fernando Pessoa. O ponto é tão importante quanto o contraponto.

Adoraria competir com o Sr. Dickson, aos 96 anos. Não pela vitória, mas pela alegria de fazer-lhe companhia, abraçá-lo no final e subirmos juntos ao pódio do tempo. Afinal, a chegada é apenas um detalhe. O caminho, que ninguém tem o direito de encurtar, é o que importa. Vamos caminhar?! A linha de chegada é logo ali na esquina, no infinito.

39

Janelas

23/10/2021

Da minha casa vejo milhares de janelas. Quando a noite cai, elas mostram que estão vivas. Gente tem luz. No escuro, são apenas possibilidade. Janelas em prédios intermináveis. Iguais e diferentes. Como as pessoas, que acendem e apagam luzes. Janelas solitárias que abrigam seres saudosos de um passado distante. Janelas de casais apaixonados que só saem da cama para o chuveiro, do chuveiro para a cozinha e, depois, cama novamente.

Janelas com redes de proteção têm colorido e som de crianças em festa. Janelas com olhos para o mundo. Algumas, apenas uma fresta. Muitas, sempre fechadas. Quando amanhece, são todas quase iguais. Gente empilhada em prédios, problemas e sonhos. Janelas são oportunidades para sonhadores e suicidas. O que os difere são o equívoco e o momento.

Pela janela do meu quarto penetra a música das alvoradas festivas da fanfarra de Ibiá. Furiosa que acorda a cidade inteira nas madrugadas do 7 de setembro. Tive minha breve carreira musical tocando prato. Depois, maraca. Fiquei com o estetoscópio. Vi a neve caindo sobre Boppard pela janela de um sótão onde morei na Alemanha. Amarguei saudade enorme do Brasil, vendo a curva do Rio Reno e a pedra onde a sereia Loreley encantava marinheiros. Foi pela janela de um carro que perguntei: quer namorar comigo? Ela quis e fomos pela vida afora. Janela mágica da vida.

Foi pelas janelas que as pessoas viram a vida passar durante a pandemia. As janelas cantaram, bateram panelas e homenagearam profissionais de saúde. As janelas viram milhares de enterros. Na sua grande maioria, partidas precoces e desnecessárias. Lágrimas evitáveis – foi isso que uma importante publicação do Imperial College de Londres revelou semana passada.

Se as 14 capitais brasileiras incluídas no estudo tivessem a mesma taxa de mortalidade hospitalar de BH, 328 mil mortes poderiam ter sido evitadas no Brasil. Mas o que BH tem de tão diferente assim?! Tem Minas e mineiros! Tem SUS bem estruturado, que não surgiu da noite para o dia. Tem sistema de referenciamento eficiente, planejamento precoce para enfrentamento da pandemia, respeito a princípios científicos e epidemiológicos.

Tem alma cooperativa e cooperação. Aqui teve e tem respeito à vida, em primeiro lugar. Aqui não tem Messias que lava as mãos frente à responsabilidade. No princípio da pandemia, ao confirmarmos a transmissão comunitária plena do vírus, foi feito o primeiro ciclo de restrição de mobilidade social e o fechamento de atividades não essenciais. Decisão difícil, mas que permitiu aos hospitais se prepararem para enfrentar a enorme pressão que inevitavelmente ocorreria.

Tínhamos uma janela de oportunidade para evitar de centenas a milhares de óbitos. Graças à sensibilidade e à responsabilidade do chefe do Executivo municipal, vidas foram salvas. É a vida que faz, restaura e abre a janela da economia. O momento atual é animador. Já temos vacinas capazes de evitar formas graves e letais, tratamentos efetivos começam a surgir. Conhecemos e experimentamos a importância e a efetividade das medidas de distanciamento social, do uso de máscaras e de evitar aglomerações.

Certamente estamos mais próximos do controle da pandemia em nosso meio, mas não no mundo. A desigualdade social entre os países será uma ameaça constante do retorno da pandemia capitaneada por variantes virais cada vez mais transmissíveis e virulentas.

Trata-se, portanto, de um vírus "terrivelmente cristão", que cobra da humanidade equidade na distribuição de recursos entre os povos e as nações. Sem equidade, sem tranquilidade. A natureza deu xeque-mate no egoísmo do ditado popular "Meu pirão primeiro". Vivemos num mundo líquido, imediatista, adicto do prazer e refém do complexo industrial da folia que nos torna presa fácil do vírus da avareza.

Temos neste momento uma janela excepcional para vermos um horizonte mais belo e crescermos enquanto humanidade. Pela janela de nossa frágil embarcação, temos terra à vista. Mas o mar ainda é revolto. Pedras cercam a costa. Não sabemos se a terra que mal avistamos é um continente ou uma bunda de baleia. Portanto, ainda não dá para fazer nem planejar Carnaval a bordo, lançando máscaras ao mar. Barcos afundam na arrebentação antes de chegar a Porto Seguro.

40
Ética

6/11/2021

Na última sexta-feira, fomos à Casa Cor, que este ano aconteceu no suntuoso Palácio das Mangabeiras, ex-residência oficial do governador de Minas Gerais. Casa Cor, linda como sempre! Propostas arquitetônicas e decorativas fantásticas. Tudo impecável. Cantinhos e aconchego para sonhar com a vida próxima do paraíso.

Ali foram tomadas decisões que impactaram a vida de milhares de pessoas. Estética e poder, união e cenário perfeito para que nossas vidas fossem cada vez mais alegres e perfeitas. Apesar da elegância das propostas estéticas, algo nos incomodou profundamente. Não me refiro à distância do paraíso estético da realidade econômica de 90% da população brasileira. Adoraria ver toda criatividade voltada para quem instalou a privada marrom e as pias de aço escovado dourado. Universos distantes e desconexos.

O meu desconforto foi, na realidade, com o comportamento das pessoas. Em ambientes fechados, muitos sem máscaras. Tiravam foto, comentavam em voz alta com prepotência de artistas em transe. Sem máscaras! Todo colorido se transforma em cinza monótono. Dança macabra e desrespeitosa, principalmente pela complacência dos monitores presentes em cada estande. Certamente não foram alertados para os princípios que regem o momento que o mundo vive. Obras de arte desconectadas do presente epidêmico. Estética antiética dentro do templo histórico do poder não nos projeta um futuro promissor.

Fomos embora, mais impactados pelo desprezo às regras sanitárias do que pela beleza do ambiente. Voltamos para casa e degustamos salada com o frango do almoço. O mais saboroso, o sorriso de nossas filhas. Crianças que ficaram em casa guardadas e restringidas de suas atividades para proteger adultos que, agora vacinados, esquecem-se da vulnerabilidade de seus próprios filhos e netos.

Apesar de as crianças desenvolverem quadros mais brandos, não estão isentas de complicações graves quando infectadas. Já perdemos nesta epidemia mais de 2,5 mil crianças no Brasil. Filhos de quem, netos de quem? Só quem já comprou um caixão branco sabe o tamanho da dor.

Não há estética nessa dimensão de sofrimento.

A covid-19 nos leva a refletir sobre princípios éticos de convivência em sociedade. Máscaras no atual momento são símbolo de respeito mútuo. Eu te respeito e te protejo. Exijo reciprocidade. Máscara não é cueca. Cueca usa quem quer, máscara é obrigatória para que continuemos a usar, ou não, cuecas ou calcinhas. Mas o Rio liberou, argumentam alguns. Mas você está em Minas, Belo Horizonte. Minas Gerais, Brasil. A realidade epidemiológica e os princípios são distintos.

Vivemos em nossas montanhas. Adoramos o mar, mas não ficamos de costas para a realidade, principalmente a epidemiológica do momento atual. O descompasso das medidas de controle da epidemia é fruto dos interesses políticos distintos que permeiam as condutas teoricamente técnicas adotadas.

Mas e o futebol?! Desrespeitoso também! Êxtase e inconsciência. Prazer que coloca a comunidade em risco, assim como o boteco sem regra, o casamento sem regra ou qualquer aglomeração sem respeitar os princípios sanitários estabelecidos.

Todos pagam um alto preço. Mais de 610 mil pessoas, apenas no Brasil, com a própria vida. Mais de 5 milhões no planeta.

As vacinas atualmente disponíveis induzem uma imunidade eficaz, mas temporária. Cerca de seis meses. Ruim?! Não! Muito bom para quem não tinha perspectiva alguma há pouco mais de um ano. Países que retiraram o uso obrigatório de máscaras precocemente tiveram de voltar atrás. O que funciona neste momento é a combinação de medidas de proteção não medicamentosas e vacinas. Novas estratégias medicamentosas virão em breve, mas ainda não estão disponíveis para todos, assim como as maravilhas da Casa Cor.

Reduzimos a possibilidade de colapso do sistema de saúde e chegamos mais próximo de tratamentos eficazes e vacinas mais definitivas e duradouras. Mas ainda não estamos lá. Enquanto isso, máscaras nos protegerão como coletes salva-vidas para afogados e paraquedas em aviões em chamas. Acima de tudo, máscaras, no contexto atual, são símbolo de consciência. Ingenuidade esperar que instrução, cultura e riqueza sejam imediatamente traduzidas em consciência. Obrigatoriedade de uso, sem controle e cobrança com penalidade, não funciona numa sociedade ainda imatura. Vide cinto de segurança em automóveis.

Já aprendemos que vírus que circulam sem controle, independentemente de serem ou não letais, geram variantes que podem não ser amistosas. Quando tiraremos as máscaras?! Certamente, no momento que encararmos a realidade sem falsas ilusões. Quando teremos Carnaval?! Exatamente no mesmo momento que tirarmos as máscaras da hipocrisia e nos olharmos no espelho sem vergonha do que enxergarmos.

Prudência e canja de galinha *versus* folia e dane-se?! Decisão de foro íntimo de cada um de nós. Apenas lembro que o futuro está sendo feito agora e que defunto não consome alegria, principalmente se for criança.

41

Bolsonero

28/12/2021

Os dados nacionais mostram que morre uma criança por covid-19 no Brasil a cada 24 a 48 horas. O risco de uma criança morrer por covid no nosso meio é 10 a 15 vezes maior que nos Estados Unidos e no Reino Unido, respectivamente. Trata-se da principal causa de óbito por doença infecciosa imunoprevenível no Brasil. Pois bem, a dupla mais letal do planeta "Bolsonero & Queirodes" resolveu fazer uma consulta pública que deve atrasar em quase dois meses a imunização dessa faixa etária no Brasil.

Assim, nesse período, ocorrerão 30 a 60 óbitos de crianças, os quais serão completamente evitáveis. A "dupla" será responsabilizada criminalmente por isso?! Se depender da Procuradoria-Geral da República (PGR), pouco provável. Mas os pais que vierem a perder suas crianças têm todo o direito de fazê-lo. O negacionismo e o atraso na vacinação no Brasil fizeram milhares de vítimas em 2021 e, pelo jeito, continuarão fazendo em 2022.

Consulta pública para vacinar é tão absurdo quanto pedir a minha opinião (sou médico) sobre o funcionamento de foguetes espaciais, ou mesmo sobre o "simples" funcionamento de uma turbina a jato de um avião. A minha opinião nesses assuntos certamente seria um desastre para a indústria aeroespacial. Pois bem, é exatamente a mesma coisa que está acontecendo no Brasil com a consulta pública sobre a vacina contra a covid-19. Estão pedindo a opinião de leigos sobre um assunto extremamente técnico, a respeito do qual poucos cientistas têm condições de opinar.

Vamos aos fatos, muito bem detalhados pelo meu colega André Kalil, da Universidade de Nebraska-Lincoln, nos Estados Unidos. A "controvérsia e a arrogância" estão sendo criadas e amplificadas pela desinformação. O fato é que não há controvérsia nem arrogância sobre a informação científica acurada que já temos em mãos sobre a vacinação pediátrica para prevenir a covid-19: esta vacina foi testada rigorosamente em ensaios clínicos randomizados, controlados com placebo, duplos-cegos, fases 1, 2 e 3, e demonstrou alta segurança e eficácia de 91%.

Depois de os estudos terem sido completados, os dados foram revisados, reanalisados e verificados independentemente pelos técnicos do Food and Drug Administration (FDA) e, posteriormente, revisados novamente por um comitê de especialistas externo ao FDA. Ambos votaram pela aprovação da vacina pediátrica contra a covid-19. Depois disso, o Centers for Disease Control and Prevention (CDC) e o American Academy of Infectious in Pediatrics (ACIP) – outro comitê de especialistas externos ao CDC – revisaram e aprovaram os dados.

Assim sendo, o governo norte-americano aceitou a decisão científica do FDA, do CDC e dos outros dois comitês externos e prontamente começou uma campanha enorme de vacinação, com o objetivo de oferecer e facilitar o acesso de todas as crianças vulneráveis à vacina pediátrica contra a covid-19.

Até o momento, mais de 7 milhões de crianças já foram vacinadas nos Estados Unidos, e o CDC continua monitorando e confirmando a segurança e a efetividade dessa vacina. Nenhuma criança foi a óbito pela vacina, a maioria dos efeitos colaterais foram leves e transitórios, e nenhum efeito colateral foi mais frequente ou mais severo que os efeitos da infecção pelo SARS-CoV-2.

Além disso, todas as sociedades médicas pediátricas e de infectologia norte-americanas, sem exceção, também reavaliaram os dados dos estudos, cada uma com seus comitês de especialistas, e concordaram unanimemente com a recomendação da vacina pediátrica. Importante lembrar que todos esses comitês que citei anteriormente foram compostos de equipes multidisciplinares (infectologistas, epidemiologistas, virologistas, imunologistas, farmacêuticos, enfermeiros e especialistas de várias outras áreas), o que é muito relevante para que sejam feitas recomendações mais precisas e de maior benefício à população numa situação complexa como a pandemia.

A controvérsia (falta de dados/rapidez demais = *fake news*) e a arrogância (negar/dificultar a vacina a crianças vulneráveis quando a evidência científica já demonstrou segurança e efetividade em milhões de crianças) são produtos da desinformação. Não há controvérsia nem arrogância sobre a informação científica acurada de que a vacina pediátrica é segura e efetiva, previne hospitalizações e mortes por covid-19, além de evitar a covid longa, que tem afetado milhares de crianças e comprometido a educação e a participação escolar.

Essa é a informação científica verídica que precisa ser comunicada com transparência aos pais, para que eles tomem uma decisão informada para o maior benefício das suas crianças. Outro brilhante colega e especialista em vacinação, Renato Kifouri, completa:

"*Os critérios para introdução de uma vacina num programa público não se resumem ao número de mortes relacionadas à doença contra a qual se deseja uma intervenção. Por exemplo, gripe, diarreia por rotavírus, varicela, hepatite A, entre outras doenças, faziam menos vítimas do que a covid-19 em pediatria e não hesitamos em recomendar a vacinação contra todas essas doenças.*

Vacina-se para prevenir hospitalizações, sequelas, uso de antibióticos, visitas aos serviços de saúde, ocupação de leitos em UTIs, óbitos, entre outros. Além de tudo isso, o aspecto da proteção indireta, reduzindo casos secundários, é sempre considerado. Acho que temos justificativas éticas, epidemiológicas, sanitárias e de saúde pública que recomendam a vacinação da população pediátrica, desde que, claro, com vacinas que demonstrem segurança e eficácia comprovadas por nossa agência regulatória."

Interessante, não vi qualquer manifestação de grupos de pais, professores e escolas públicas e privadas para que a vacinação das crianças seja feita o mais rápido possível. Causa-me espanto esses grupos não estarem fazendo buzinaço na porta do Ministério da Saúde e do Palácio do Planalto! Afinal, o que garantirá a permanência das escolas abertas em 2022 é a vacinação de seus filhos e alunos. Será por que isso não está acontecendo?!

Pai que não se preocupa com a vacinação de seus filhos é negligente e os coloca em risco. Pais negligentes deveriam ter a guarda dos seus filhos questionada na Justiça. Bolsonero, ao declarar publicamente que não vacinará a sua própria filha de 11 anos, deveria ter a guarda da filha questionada judicialmente.

Além do péssimo exemplo para o país que tem o legado de um PNI, que tem sido alvo de desmonte (o que, por si só, deveria ser objeto de *impeachment* por crime contra a saúde pública), o Messias mais uma vez atesta o seu desprezo pela ciência, escancarando sua arrogância e seu despreparo para estar à frente de uma das maiores economias do planeta, a qual ele também está destruindo, exatamente pela mesma postura negacionista, cujo legado é a maior tragédia humanitária da nossa história. Mais de 630 mil mortes.

Não satisfeita, a dupla mais funesta da nossa história, "Bolsonero & Queirodes", quer agora bater o próprio recorde, ampliando a sua letalidade com um infanticídio infeccioso plenamente evitável.

42
Caixões brancos, lágrimas e chinelos abandonados pela rua

29/1/2022

Quando menino, morei na Rua 20, número 67, em Ibiá, Minas Gerais. Na porta da minha casa passavam os cortejos fúnebres. As pessoas subiam a pé para o cemitério num ritual precedido por um anúncio pelo autofalante do Cine Brasil, com a música "Exodus", de Ernest Gold, de fundo. Até hoje, quando ouço essa música, uma pergunta me ocorre imediatamente: quem morreu? Em sinal de respeito, todas as lojas fechavam as suas portas quando o cortejo fúnebre passava. Quanto mais gente no cortejo, maior a importância social do falecido e da família. Todos igualmente tristes.

Mas o que me assustava terrivelmente eram os cortejos menores com caixões brancos. Eram muito mais frequentes e, geralmente, não tinham pompa ou circunstância. Às vezes, crianças acompanhavam o cortejo e até carregavam o pequeno caixão branco. Geralmente, pessoas simples passavam de chinelos, que, vez por outra, arrebentavam a tira e ficavam pelo caminho, assim como as lágrimas derramadas. Não havia anúncio no autofalante nem as portas das lojas se fechavam. O cortejo simplesmente passava, quase ignorado. Era difícil, para mim, acreditar que crianças morriam.

Com o tempo, esses enterros foram se reduzindo a ponto de se tornarem raros. Na época, eu não era capaz de correlacionar a redução dos cortejos de caixões brancos às campanhas de vacinação que ocorriam no Grupo Escolar Dom José Gaspar, onde eu estudava. Ainda hoje, quando discuto mortalidade infantil, lembro-me das lágrimas, dos chinelos e do soluço das mães que subiam a Rua 20.

Quando vejo governantes dizendo que a mortalidade infantil por covid-19 no Brasil é insignificante, sinceramente, tenho arrepios. Como fomos tão insanos para eleger seres tão repugnantes, insensíveis e perversos, capazes até mesmo de protelar o acesso da população infantil à vacinação, medida mais eficaz para evitar os cortejos fúnebres de caixões brancos?!

Equivocadamente, achava-se no princípio da pandemia que as crianças fossem naturalmente protegidas contra o SARS-CoV-2. Com o tempo, fomos vendo que as crianças se infectam, têm quadros graves, ficam com sequelas e morrem dessa doença numa proporção semelhante e, algumas vezes, maior que a dos adultos.

As sucessivas variantes do novo coronavírus foram tornando essa percepção cada vez mais clara. Aos poucos, a covid-19, particularmente as formas mais graves, foi acometendo cada vez mais as pessoas não vacinadas. E, pior, também as crianças! Cerca de 60% das crianças tinham alguma doença de base que as tornava mais vulneráveis. Alguns eugenistas usam as comorbidades como justificativa para esses óbitos, esquecendo-se de que essas crianças estavam vivas, mesmo com comorbidades! Além disso, fragilidade é um indicador de maior necessidade de proteção, em sociedades civilizadas.

Mas tão grave quanto isso são os outros 40% de crianças que não tinham doença alguma de base. Estas, na sua maioria, moram nos locais mais pobres e distantes dos nossos olhos. São crianças para as quais as portas jamais se fecharão por ocasião do seu cortejo fúnebre. Na realidade, essas portas nunca estiveram abertas para elas.

No atual momento da pandemia, o atraso gerado pelo próprio Ministério da Saúde na aquisição de vacinas para a imunização das crianças preencherá dezenas ou até centenas de caixões brancos Brasil afora. Ficarão os chinelos perdidos pelo caminho, os quais deveriam esquentar o traseiro e a consciência dos que, por absoluta negligência, surrupiaram dessas crianças o direito de viver.

Meu desejo era ver todas as crianças voltando para as salas de aula com a alegria que percebo nos olhos das minhas filhas ao vê-las saindo de mochila nas costas para a escola, com a segurança de terem recebido as duas doses de qualquer uma das vacinas pediátricas aprovadas pela Anvisa contra a covid-19. Infelizmente, isso não será possível, por falta de vacina e de tempo hábil para vaciná-las. Mas, dos males o menor, elas voltarão com pelo menos uma das doses de vacina.

Espero que o maravilhoso sistema imunológico da imensa maioria das crianças seja capaz de, com essa uma dose, reduzir significativamente o risco de desenvolverem formas graves dessa doença terrível. Caixões brancos sempre me assombraram.

43

Yá-Yá

12/2/2022

Ninguém sabe onde começa ou termina a Rua 20 de Ibiá. Alguns acham que ela começa na cadeia e termina no cemitério. Outros dizem que ela começa na Santa Casa e, também, termina no cemitério. Os religiosos a definem como um caminho aberto da Praça São Pedro ao paraíso.

Todas essas definições estão teoricamente corretas. Porém, limitadas no tempo e espaço. Poderíamos definir a Rua 20 como o meio do caminho entre São Gotardo e Araxá, ou entre Belo Horizonte e Cuiabá. Não é bem assim. A Rua 20 é uma reta que começa e termina no infinito. Trata-se de um hiato entre um nada e outro. Segmento de DNA que fez e faz parte de cada um de nós. Rua de um lugar qualquer. Rastro de jato no céu. Lá se vai a Rua 20 cruzando o planeta e levando seus filhos, que um dia brincaram na enxurrada que descia lavando nossos dias.

Depois de muitos anos, entendi que toda cidade tem uma Rua 20. Todos nós temos a nossa rua e esquinas sem fim. Algumas são mais íngremes que as outras, mas terminam sempre onde a Rua 20 começa ou termina.

Morei no meio dela, numa casa com alpendre, jardim e muro bom de subir. Dali, vi a banda passar. Fiz parte da banda e toquei prato no ritmo do bumbo. Passei para a maraca, mas sucumbi à minha disritmia musical. A banda passou e eu fiquei para trás.

Não foi por falta de incentivo que não me dediquei à música. Meu pai comprou uma radiola fantástica. Minhas irmãs dançavam sobre tábuas do assoalho que balançavam no frenesi de um *twist* recém-nascido noutro canto do mundo. Não sei se os vírus aprenderam com a música ou se a música aprendeu com os vírus a cruzar o planeta de forma tão rápida e contagiante. A música seleciona a espécie ou a espécie seleciona a música?! Darwin não explica.

Foi pela Rua 20 que a vi partir em busca da música de sua vida. Ela foi embora deixando meus pais com os olhos cheios de lágrimas. Corri para o porão, onde eu escondia minha tristeza e meus medos. Só saí de lá quando o perfume dela não mais impregnava minhas mãos e seu carinho já era quase passado. Foi assim que me despedi pela primeira vez da minha Yá-Yá. Assim eu aprendi a chamá-la. Neumar, o inverso de Marneu, meu irmão mais velho, era complicado demais para a sonoridade do ouvido de uma criança. Simplifiquei como ouvia, Yá-Yá.

Quando ela nos deixou, eu tinha pouco mais de 7 anos de idade. Daí para frente foram cartas e cartões-postais, sempre com perfume e carinho. As tristezas e as decepções, se houve, ela os sonegou com elegância. Minha mãe as lia várias vezes. Em voz alta e sussurros noturnos. Meu pai saía de perto para não sofrer. Eu queria apenas o perfume impregnado nas folhas, que me bastava para relembrar seu colo e seu carinho maternais.

A Rua 20 para ela virou uma larga *Autoban*. Somente 50 anos depois voltou a ser Rua Ametista. Foi cantando e encantando que Yá-Yá brilhou em palcos do mundo. Seu amor pela música a transformou numa professora exigente, dedicada e carinhosa com seus alunos. Muitos continuam distribuindo esse carinho nos quatro cantos deste planeta.

Ela me deixou no quarto ano primário e eu a reencontrei no quarto ano de Medicina, quando fui aprender alemão e fazer um estágio no Instituto de Medicina Tropical de Hamburgo. Foram seis meses que mudaram o rumo da minha vida. Ela foi a maestrina da minha música. Apaixonei-me pela ópera e cada vez mais pela Medicina. Graças a ela, conheci cantores históricos. Com alguns convivi nos bastidores da Ópera de Frankfurt, onde seu marido, Vladimir de Kanel, atuava. Foi com a ajuda dela que cheguei à Universidade de Freiburg e conheci o professor Franz Daschner, que me acolheu e me encaminhou pelo mundo da Infectologia e da Epidemiologia Hospitalar. A Rua 20 foi longe!

Há pouco mais de dois anos, quando completou 80 anos, ela voltou em definitivo para a Rua Ametista, destino derradeiro de sua Rua 20. Cheia de planos para continuar formando cantores, foi traída pela pandemia, que chegou ao seu rastro dois meses depois. Ficou trancada por um ano. No ano seguinte, iniciou uma luta contra um câncer, que a levou há uma semana, motivo pelo qual lhes poupei deste texto no último fim de semana.

Tornou-se mais uma vítima indireta da pandemia, que, impedindo um diagnóstico precoce de doenças tratáveis, tornam-nas letais em pouco tempo. Esses números não aparecem nas estatísticas diárias da covid-19. Acompanhei os seus últimos e afinados suspiros, quando, mais uma vez, ela me deixou e seguiu pela Rua 20.

44

Naftalina

26/2/2022

Guerra tem cheiro de naftalina. Coisa antiga, impregnada de sangue, sofrimento e dor. Mas, assim como a naftalina, fica esquecida no fundo da memória dos homens. Sobra o cheiro típico que fica no armário e nas roupas pouco usadas. Fica nas armaduras desnecessárias, sombrias, e nos ternos cheirando a guardado de enterrar defuntos.

Grandes guerras e pandemias, historicamente, andaram juntas ao longo da vida neste planeta. Ambas enfraquecem povos e culturas. Promovem migrações, miscigenação e, acima de tudo, dor, morte e sofrimento. Filhos de Caim, vagando perdidos e babando ódio. Nas guerras e nas pandemias, os que mais sofrem são os mais vulneráveis, idosos, mulheres e crianças. Exatamente os que não fazem as guerras. Os olhos das crianças, assustadas e amparadas por pais desesperados, transmitem ao mundo a mensagem da irracionalidade das contendas naftaloides.

A lama fatal que desce pelos morros de Petrópolis, as bombas que caem sobre inocentes têm a mesma origem: a obsessão e a imaturidade da humanidade, que, sem dor, não sabe evoluir. Fragilidade psíquica coletiva. Pior que o vírus pandêmico é a ignorância daqueles que escolhem as armas em vez do diálogo.

Nos céus de Kiev, os pássaros não sabem para onde voar. No chão, as pessoas não sabem para onde ir. Mergulham e se aglomeram em porões improvisados. Opção difícil! Bombas ou covid?! Até as baratas se escondem nos armários com naftalina. Na atual pandemia, não sei como a poderosa naftalina ficou esquecida dos criativos negacionistas, cultuadores da cloroquina. Já os arsenais bélicos não podem enferrujar nos porões. Precisam ser usados para manter o complexo industrial e a usura de líderes sanguinários e dos hipócritas, que assistem ao terror e fazem jogo de cena.

Rafaela, 8 anos, sentou-se ao meu lado e começou a assistir a cenas de pessoas fugindo da zona de guerra. Ao ver uma menina, mais ou menos da sua idade, desesperada no colo da mãe, perguntou-me assustada:

– Pai, vai chegar aqui?!

– Espero que não, filha.

– Mas e aquela menina, o que vai acontecer com ela?!

– Certamente vai com sua mãe para um lugar sem guerra.

– E sem pandemia?! Você sabe onde fica esse lugar?

Fiquei sem resposta. Apenas a abracei e propus pensarmos boas coisas para aquela menina tão parecida com ela. Sem titubear, ela correu até o quarto e colocou a sua roupa de "Mulher Aranha".

– Vamos salvá-la, pai?!!

O mundo deveria ser governado por crianças de 6 a 12 anos. Seres humanos perfeitos! Práticos, sensíveis e solidários.

45

Exaustão

19/3/2022

"Infelizmente somos, enquanto país, péssimos alunos: parece que não aprendemos nada nestes dois últimos anos. Aqui se propaga que o pesadelo passou – foi só um 'sonho' ruim e voltamos ao paraíso do samba e Carnaval…" (*Dra. Raquel Stucchi, 22h57min*)

"Quero muito que estejamos erradas e que acabemos mesmo em samba e não, outra vez, na marcha fúnebre…" (*Dra. Tania Vergara, 23h02min*)

"Desejo muito que estejamos erradas!!!" (*Dra. Rachel Stucchi, 23h50min*)

"Nova subvariante BA.2.2, que está circulando em Hong Kong, que está causando hospitalizações. Será que o Brasil está achando que a pandemia acabou? Estamos vivendo um momento que cada um individualmente deve pensar se vale a pena se proteger ou não. Assumir os riscos!" (*Dr. Julival Ribeiro, 23h13min*)

A pandemia acabou? Estamos prontos para voltar a viver como 2019?

Após dois anos, muita coisa mudou, nós mudamos. Querendo ou não. Nesse período, a ciência foi capaz de impedir milhares de hospitalizações e mortes com a maior campanha vacinal da nossa história. Em pouco mais de um ano, mais de 10 bilhões de doses foram aplicadas. A população passou por uma prova de fogo, muitas vidas perdidas, familiares e amigos que se foram precocemente. O *lockdown* e as mudanças radicais na forma de viver afloraram sentimentos.

Empatia, compaixão, resiliência e dor. Muitos entraram em depressão e ansiedade, outros negaram o momento. A ciência comprovou que a transmissão do vírus acontecia por gotículas e aerossol. Indicou o uso de máscaras para a população. Provavelmente se tornou a maior medida não farmacológica da nossa história. A população se beneficiou do uso das máscaras também na redução de inúmeras doenças respiratórias. Em alguns países, com redução de 90% dos casos de influenza. Nos Estados Unidos pré-pandemia, morriam todos os anos mais de 50 mil pessoas com influenza, sendo isso considerado "normal".

A expectativa, com a volta do comportamento de 2019, é que as mortes por covid-19 ficarão em 100 a 150 mil por ano. A ciência, com o conhecimento adquirido, olha para esses "números" e não aceita isso como "normal". Hoje podemos utilizar medidas aprendidas e reduzir o número de hospitalizações e mortes por qualquer vírus. Principalmente em períodos do ano com intensa circulação viral. Usar máscaras quando estiver doente ou quando visitar alguém que está com a saúde debilitada deverá ser sempre feito. Isso não é copiar a cultura oriental. É reconhecer que podemos adoecer menos e transmitir menos.

A população precisa entender que 2019 deve ficar para trás. Viver o presente e planejar o futuro sem valorizar tudo que passamos não é aceitável em 2022. Procure viver e se divertir em ambientes abertos e ventilados. Tome todas as vacinas disponíveis. Se ficar doente, cuide-se e proteja o próximo. Tenha sempre uma máscara disponível para usar. "Vamos em frente!" (*Dr. Felipe Veiga, 17h20min*)

Pois bem, essas foram conversas e posições de colegas com os quais compartilho mensagens. Todos têm em comum o fato de serem brilhantes infectologistas. Além disso, assim como eu, preocupam-se com a pressa/cansaço das pessoas em viver o fim da pandemia. Como já disse, pandemia não é para corredores de curta distância. Trata-se de desafio para maratonista.

Pandemia não acaba por decreto nem por desânimo. Querem que a pandemia vire endemia por um passe de mágica. Esqueceram-se da África?! Da Ásia?! E a Europa em guerra?! E a China, completamente oculta?! O mundo é um só! A pandemia, também. Ainda temos um longo caminho pela frente.

46
Sonegação

18/6/2022

Escrever é como mergulhar. Temos de tomar fôlego para ir ao fundo. De tempos em tempos, é preciso contemplar para, na sequência, viajar. Diante de uma turbulência, mesmo que leve, apertar o cinto é a medida preventiva básica. Entretanto, diante de uma turbulência forte, o uso de cinto de segurança é obrigatório. Nesse caso, os comissários de bordo conferem se cada passageiro encontra-se com seu cinto apertado e afivelado. Vai que um distraído ou um negacionista não use o cinto. Uma chacoalhada pesada lança o indivíduo pelos ares e coloca os demais passageiros em risco.

Isso já aconteceu centenas de vezes dentro de aviões em todo o mundo. Para dar o comando de voz e as orientações de segurança, os pilotos contam com radares ultrassensíveis que detectam as possíveis áreas de turbulência centenas de quilômetros à frente. Na ausência de radares e pilotos vigilantes, nossa viagem se tornaria uma aventura repleta de incertezas e surpresas desagradáveis.

Pois bem, vamos transpor essa situação para a nossa viagem pandêmica. A ausência de informações epidemiológicas claras e acessíveis durante uma epidemia corresponde a uma viagem sem radar e sem piloto. Ou seja, tragédia na certa! Recentemente, os dados "sumiram" do site do Ministério da

Saúde. Façanha atribuída a um *hacker* negacionista que nunca foi encontrado. Faz de conta que não sabemos o autor da peripécia. Logo na sequência, veio o desmonte das medidas de barreira, sendo as máscaras a bola da vez. Alguns estados e municípios, ligados a princípios messiânicos, apressaram-se a adotar a medida.

Falta de informação para a população, quebra de barreiras de transmissão viral, cobertura vacinal incompleta, variantes mais transmissíveis e capazes de comprometer a imunidade natural ou vacinal não poderiam dar noutra: elevação do número de casos, internações e óbitos. Foi nesse contexto que os movimentos sociais de Belo Horizonte decidiram criar o Comitê Popular de Combate à Covid-19. Com muita honra, mais uma vez, aceitei participar dessa velha-nova empreitada.

Dessa vez, além dos parceiros de sempre, Estevão Urbano e Unaí Tupinambás, contamos com companheiros e companheiras de diferentes áreas, o que confere ao comitê um colorido extremamente especial. Como dizia o Anchieta, meu velho professor de Filosofia, o real conhecimento encontra-se na intercessão dos saberes.

Já de cara, uma recepção acalorada, motivante e fascinante. Sensibilidade de gente que vive o mundo real. Vida de verdade, sem fantasia e sem ilusão de dias fáceis e sem luta pela frente. Se tive orgulho de servir voluntariamente à prefeitura de Belo Horizonte, agora, além de orgulho, é prazer e tesão!

Vamos juntos nessa nova fase de uma viagem que não sabemos quando terminará, mas saber que estamos em boa companhia basta para que seja motivante e prazerosa. Mais uma vez, somos passageiros e pilotos do nosso destino!

47

Miragem

8/10/2022

Sempre gostei de viver em lugares altos. Não sei exatamente o motivo, mas ver o mundo de longe me aproxima de sua essência. A vida vista de longe parece um paraíso. Mas vai viver. Olhando pela janela vejo o nascente e o poente. O meio-dia passa rápido. Daqui, vejo hospitais e cemitérios. Alegria e destino de todos, onde esperança e arrogância viram pó.

Daqui, vejo estradas que vão para o sul, o norte, o leste e o oeste. Vejo caminhos que podem nos levar para onde quisermos. O mundo é vasto e não existem esquinas, exceto nos quarteirões limitados da ilusão. Ver do alto nos permite enxergar. Distinguir cores e sabores. Abraçar belos horizontes e suas montanhas carcomidas pela insensatez. De cima, vejo ruas por onde pessoas e cães disputam freneticamente ossos e angu. Vejo fome e desperdício em latas de lixo insaciáveis.

A vida vista de cima nos permite mergulhar em sonhos e realidades. Vejo aviões no azul profundo e urubus plainando em busca da podridão humana. Montanhas, nuvens e vento a moldar o olhar. Andorinhas fugitivas e carcarás à espreita. Víbora rastejante e torres de igrejas, onde os sinos estão mudos. Vejo mais fumaça que verde.

De perto, assusto-me com o humano. Perplexo, vejo o brejo da cruz com corpos ainda em decomposição esquecidos pelos seus. De perto, falsas verdades repetidas mil vezes traem a consciência coletiva e se tornam armadilhas tenebrosas. Onde está o homem?! Para onde foram a ética e os princípios?! A asfixia não foi suficiente para oxigenar a alma e dar à luz um novo ser?! Quantas hecatombes serão necessárias para descermos dessa torre e resgatarmos a nós mesmos?!

A paisagem é linda, mas não acredite, é pura miragem a nos confundir.

De perto, é gente empilhada em cimento e aço, dependurada em morros, vendendo seus corpos para manter pele e osso. É preciso distância para ver de perto.

48

Messias

31/10/2022

Caro Messias,

Você perdeu. Perdeu para si mesmo. Perdeu para seu despreparo, sua ignorância, sua arrogância, seu machismo, sua misoginia, sua falta de empatia e, fundamentalmente, para sua incompetência para governar um país tão maravilhoso quanto o Brasil. Você não merece o Brasil, e o Brasil não precisa de você. As urnas que você tanto criticou te sepultaram democraticamente. Sem choro nem vela. Os mortos, aqueles que você se recusou a vacinar, sepultar e chorar, hoje vieram te assombrar.

Se souber fazer conta, verá que os quase 700 mil mortos, multiplicados pela média de familiares que por eles choraram, ressuscitaram, saíram de seus sepulcros e se tornaram os seus coveiros. Messias, com a vida não se brinca e da morte não se zomba. O povo não perdoa quem o trai. Você mentiu, enganou e negou carinho ao povo que lhe confiou o destino.

Sua especialidade, a rachadinha, dividiu o país, as famílias, os amigos e colocou em risco nossos princípios democráticos. Pecado capital! Suas metástases cancroides, Erínias (personificações da vingança, na mitologia grega) e zumbis, sem você, têm cura, assim como aqueles que você enganou, seduziu e hipnotizou. Com a música das urnas, conte até 61 e recolha-se à sua insignificância parlamentar e histórica. Messias, o Brasil tem futuro. Você não tem cura. Caso perdido. Damos Graças a Deus!

49

700 mil

10/12/2022

O Tremendão desembarcou. Assim como a Gal, o Jô e tantos outros belos artistas que permearam nossas vidas e se foram em 2022. Erasmo nos deixou "à beira do caminho", com lágrimas nos olhos e uma saudade eterna. Mas quem veio para ficar e jamais fica à beira do caminho é o SARS-CoV-2. Viaja o mundo inteiro e sempre aparece de cara nova.

Na medida em que retomamos a "normalidade" com a ideia de que "o pior já passou", a vacinação caminhou ladeira abaixo. Caiu ainda mais após a declaração do "fim do estado de emergência" pelo atual ministro da Saúde. O pior não passou: o pior é naturalizar um vírus com enorme capacidade de se adaptar, principalmente à nossa displicência.

Hoje, com vacina sobrando nos postos de saúde, vacinamos menos do que no princípio de 2021, quando "vacina no braço" era motivo de festa e lágrimas de felicidade. No ritmo em que vacinamos hoje, demoraríamos 1.232 dias (3,3 anos) para vacinar os 85 milhões de habitantes que não tomaram a primeira dose de reforço.

As informações confusas e até mesmo antagônicas vindas do Planalto não esclareceram à população que as vacinas eram fundamentais para evitar as formas graves e letais da doença, assim como o colapso do sistema de saúde. Entretanto, as infecções assintomáticas e a circulação viral continuariam a despeito das vacinas.

No princípio de 2022, a situação piorou com a chegada da variante ômicron. A princípio encarada como uma variante "mais fraquinha" do vírus, alimentou a cruel teoria da imunidade natural como estratégia de controle da pandemia. Retirou-se das vacinas o mérito do controle da catástrofe sanitária que vivíamos, passando para a benevolência viral a responsabilidade pelo desmonte das terapias intensivas abertas às pressas no período anterior.

A ômicron, desafiando a imunidade conferida por vacinas e infecção natural, continuou gerando milhares de casos, óbitos e, principalmente, síndrome pós-covid ou covid longa, que acomete cerca de 20% dos infectados, mesmo por formas brandas. Em linguagem comum e simples: quem se infectar pela ômicron precisa entender que a infecção por essa variante, ou por qualquer outra, não gera imunidade protetora duradoura. No máximo por seis meses ficamos protegidos contra formas graves, que geram hospitalização e óbito.

Porém, apostar em imunidade natural é cruel e um enorme risco. Além disso, infecções repetidas pela covid-19 aumentam a chance de complicações sérias, como embolias, infarto do miocárdio, acidente vascular cerebral, insuficiência renal e doenças autoimunes. Num cenário de variantes mais transmissíveis, a solução para reduzir o risco de infecção e suas complicações, além da vacinação em dia, é o uso de máscaras, higienização das mãos e distância das aglomerações e pessoas infectadas. Por isso, testes e isolamento continuam sendo extremamente importantes.

Mesmo com as vacinas de "segunda geração", ou "adaptadas", a expectativa continua sendo de proteção contra hospitalização e óbitos.

Até termos acesso às vacinas bivalentes, as vacinas disponíveis possuem vantagens suficientes para justificar o seu uso. O novo governo deve retomar de modo urgente a campanha de vacinação contra a covid-19 e contra todas as outras doenças evitáveis por vacinas. Os problemas estão diagnosticados pela comissão de transição. Devemos e podemos, em 2023, superar a polarização e a hesitação vacinal.

O enfrentamento desse desafio passará obrigatoriamente por órgãos de controle e de segurança. Mentir e enganar contra a saúde pública é crime. A criação, a divulgação e a disseminação de informações falsas sobre vacinas podem ser enquadradas em pelo menos oito artigos do Código Penal brasileiro. Precisamos do Brasil vacinado, principalmente contra os falsos Messias, que nos mostraram o caminho oposto daquele que deveríamos ter seguido e nos deixaram à beira do caminho e à margem da história, com mais de 700 mil mortos, dos quais cerca de 500 mil seriam evitáveis.

Parte deste texto foi inspirada em publicação no Twitter do Dr. Nésio, pelo qual tenho profunda admiração e respeito.

50

Nada

25/2/2023

A cidade desperta nas cinzas de uma quarta-feira.

As pessoas hoje se assemelham a cobras de laboratório. Dormem no álcool.

Dia oficial da ressaca.

O homem precisa delirar para acordar do susto de viver.

O legado do Carnaval está no brilho da lantejoula perdida.

Amanhecer ao lado de ninguém e dar boa-noite!

A insanidade pandêmica escorre no suor do folião sedento de delírio.

Atrás do trio elétrico vão os sobreviventes.

Os mortos ainda roem raízes de roseiras plantadas em covas rasas.

A comissão de frente reverencia a vitória do negacionismo.

Perguntaram-me:

– E agora, o que irá acontecer?!

Nada! Absolutamente nada!

Era nada antes, será nada depois.

Qual a diferença?!

Entre um nada e outro, vacine-se que esse nada dura mais.

51

Poesia

11/3/2023

Caros leitores, tenho de lhes confessar uma coisa. Cansei de falar de covid. Após três anos enfrentando esse vírus maldito, preciso voltar para a poesia. Minha alma carece do bálsamo e da liberdade que a poesia nos oferece. O devaneio poético é uma necessidade fisiológica como outra qualquer. Goste ou não o leitor, a poesia é combustível para a alma de quem escreve. Por isso, convido-os a passear pelo "Um breve adeus" e "As minhas mulheres". Esta última, uma homenagem ao Dia Internacional da Mulher.

Um breve adeus
A única forma de não morrer é ver janeiros
Janeiros demoram, custam caro e são inevitáveis para os sobreviventes.
Tropecei em minhas próprias pernas e ralei o joelho em cimento crespo.
A dor é a de um mundo cruel que tortura com água feridas frescas
Não há perdão para desertores da existência. Aqui é lugar de dor e sabor.
Escolha a fruta e deguste seu amargo até o final.
Torpes desejos,

Breves prazeres, agarre-os com unhas de tamanduá-
bandeira.
Desejos torpes fazem parte do cenário e do enredo.
Segredos escondidos,
Verdades da alma.
Só há perdão para quem fica.
Quem foi foi...
Dei-lhe um breve adeus,
Fechei os olhos e adormeci.
Vida que segue.

As minhas mulheres

Sou metade mulher.
XY – homem, metade mulher.
XX – mulher, metade homem.
Conclusão, somos assim.
Diferentes anatomicamente e fundamentalmente
iguais.
Demorou para que eu me soubesse.
Maria me pariu num dia 20.
Só descobri Maria no dia em que ela partiu.
Antes era: Mãe, cadê meu tênis branco?!
Assim, saí reproduzindo vida adentro o que seria ser
homem.
Estupidez atrás de estupidez.
Certo dia acordei rodeado por quatro filhas e me
descobri mulher.
Aí, sim, me descobri homem.
Ser capaz de amar e digno de ser amado.
Homem é homem quando se descobre mulher.

52
Pós-pandemia?!

22/4/2023

A vida exige equilíbrio. Assentar-se e ficar ereto sobre os pés são os primeiros desafios. A evolução da espécie nos deu essas habilidades. Caminhar, correr, caçar e explorar nos trouxeram até aqui. Por necessidade de nos movermos e explorarmos o planeta, nós nos equilibramos e voamos.

No momento em que escrevo este texto, encontro-me a 10 mil metros de altura, voando a 800 km/h. Magia da tecnologia e da evolução humana.

O mecânico fica lá embaixo. Mas, tudo bem, funciona! Espero! Entretanto, apesar de todos os avanços que nos permitem atravessar continentes em poucas horas, ainda não aprendemos a nos comunicar de forma adequada. No meu trajeto de Belo Horizonte a Copenhagen, apenas eu e uns três gatos pingados (asiáticos) usávamos máscaras. Pelo visto, decretaram o fim da pandemia e não me avisaram.

Até a Sociedade Brasileira de Infectologia (SBI), alguns dias atrás, fez um evento com o título "Resistência bacteriana no pós-pandemia". A Dra. Ana Gales (Unifesp), uma das debatedoras, pontuou de forma contundente: "Pós-pandemia?! Terminou?!". Epidemiologicamente, não temos elementos para sair soltando foguetes e queimando máscaras e abandonando de vez os cuidados que duramente aprendemos.

Não sei se vocês perceberam, mas até o álcool em gel, que abundava em todos os locais, agora está desaparecendo. A humanidade que ficou por três anos, literalmente, "com álcool na mão" se esqueceu rápido do sufoco que passou. Ou, melhor, que não passou. Na maioria dos estados brasileiros e dos países europeus, a incidência permanece entre 50 e 100 casos por 100 mil habitantes.

O SARS-CoV-2 continua sendo a principal causa de morte por doença infecciosa em todas as faixas etárias, aqui e acolá. Os vacinados com a vacina bivalente atualizada para a variante ômicron atingiram até o momento apenas 25% da população-alvo. Além disso, a proteção contra infecções sintomáticas é baixa após quatro meses.

O risco matemático de novas ondas epidêmicas pelo coronavírus é de aproximadamente 20% em dois anos, aumentando progressivamente com o tempo, caso não surjam tecnologias potentes para contê-lo. A conclusão é que o mundo se cansou de se proteger contra o vírus e chutou o pau da barraca.

Nos aviões, aeroportos e metrôs, as pessoas mergulham nos seus celulares e se entregam ao devaneio digital. De bebês a noventões, todos de celular nas mãos, absortos pelo brilho das telas e da vida que brota do silício e do silêncio. A vida na ponta dos dedos. Há vida em nossas mãos, com certeza.

Aprendemos a andar e voar na velocidade do som, mas falta luz para nos comunicarmos uns com os outros. Como dizia o velho guerreiro, "quem não se comunica se estrumbica". Parece que não aprendemos nada com uma pandemia que matou mais de 6 milhões de pessoas no planeta. De qual catástrofe e de quantas pandemias precisaremos para nos percebermos *"one planet"* e *"one health"*?!

53

Unidade

6/5/2023

Minha avó era quase analfabeta. A vida sempre a tratou com muita dureza. Mulher de gênio forte e coração doce. Sabedoria de quem vê o mundo pela natureza dos símbolos e lê a vida pelas entrelinhas. Não era lá muito religiosa e gostava de dizer que a vida escreve o certo por linhas tortas. Aprendi com ela a ler as linhas tortas do mundo que desenhamos com nossas próprias mãos.

Ontem (5 de maio de 2023), a Organização Mundial da Saúde (OMS) revogou o estado de emergência sanitária mundial. Imediatamente, órgãos de imprensa de vários lugares do mundo e muitos do Brasil se apressaram a divulgar o fato como o fim da pandemia. Se vírus fosse controlável por decretos, o problema poderia ter sido resolvido há três anos.

Aliás, não faltaram governos negacionistas tentando varrer os seus mortos para debaixo da terra em covas rasas e/ou coletivas. O Brasil, nesses três anos passados, deu um show de como não se deve lidar com pandemias. O resultado não poderia ter sido outro. Em números oficiais, com 3% da população mundial, tivemos 10% dos mais de 7 milhões de óbitos do planeta. Isso custou a nós, brasileiros, uma redução de quatro anos em nossa expectativa de vida ao nascer. Ou seja, retrocedemos 20 anos em três.

Aprendemos, a duras penas, que, para combater desafios pandêmicos, precisamos de consciência cívica para eleger quem nos guiará pelos anos seguintes. Caso contrário, correremos o risco de viver o mesmo drama na próxima pandemia, que está logo ali, na esquina da década. Afinal, as pandemias geralmente não terminam, são apenas substituídas por outras. A pandemia de influenza de 1918 está entre nós até hoje. O vírus mudou, e nós, também. Ainda que de forma precária, aprendemos como conviver com ele e controlá-lo. Ainda temos um longo caminho para resolver 1918, imaginem 2019!

Afinal, o que significa o fim da emergência em saúde pública?! Certamente, não significa fim da pandemia! O vírus circula ainda de forma intensa em todas as regiões do planeta. Entretanto, não causa mais o colapso do sistema de saúde. Ainda temos 50 a 100 mortes por covid-19 no país todos os dias. Covid-19 é a doença infecciosa com maior mortalidade neste momento. Mas, graças aos esforços científicos cooperativos mundiais, não tem sido suficiente para colapsar o sistema de saúde.

Ter covid implica riscos elevados de complicações graves, como infarto do miocárdio e acidente vascular cerebral. A covid longa ainda é cercada de incertezas. O risco de termos picos epidêmicos nos próximos dois anos é de aproximadamente 20%, sendo cumulativo nos anos subsequentes. Manter a vacinação em dia e cuidados higiênicos e preventivos básicos continua sendo fundamental.

Por linhas tortas, o vírus nos disse que colocar nosso destino nas mãos de oportunistas e irresponsáveis pode significar o assassinato das pessoas que mais amamos ou o nosso próprio extermínio. Aprendemos que o mundo é um só e está cada vez menor.

Agradecimentos

Agradeço inicialmente ao Estado brasileiro e à população deste país, por financiarem meus estudos do Grupo Escolar Dom José Gaspar de Ibiá até a conclusão do curso de Medicina, na Universidade Federal de Minas Gerais.

Agradeço aos meus pais, que já se foram, mas que me acolheram neste mundo com o carinho que carregarei eternamente.

Aos meus irmãos, Marneu e Neumar, que também já nos deixaram, e à Marta, de cujo carinho ainda desfruto no dia a dia. Como um caçula e temporão que sou, o apoio de todos foi tão importante quanto o dos meus pais.

Ao Afonso Borges, amigo, conselheiro, revisor, crítico e companheiro de trincheira durante a pandemia e pela vida afora, sem o qual este livro não sairia.

Ao jornal *Estado de Minas*, particularmente ao Benny Cohen e a toda a equipe de jornalistas, que semanalmente revisam e publicam as minhas crônicas, as quais deram origem a este livro.

Ao Chico Mendonça, que pacientemente fez a curadoria desta obra.

À Jaqueline Oliveira, virologista da Fiocruz, que de forma voluntária e carinhosa fez a revisão de inúmeros textos que escrevi ao longo desse período.

À Rejane Dias e à Autêntica Editora, que viram neste trabalho uma forma de fazer um registro histórico do que vivemos para jamais esquecermos.

Aos colegas da Sociedade Brasileira de Infectologia, que sempre me incentivaram, comentaram e criticaram os textos semanais que publico.

Aos colegas do Comitê de Enfrentamento à Covid-19 de Belo Horizonte, Jackson, Unaí, Estevão, André Reis, e, particularmente, ao ex-prefeito Alexandre Kalil, pelo apoio, pela parceria e pelo incentivo num dos períodos mais críticos de nossas vidas.

Em especial, agradeço à Joana, minha esposa, companheira e revisora cuidadosa dos meus textos e da minha vida, que os passou a limpo e lhes deu um colorido único.

Este livro foi composto com tipografia Bembo e impresso em papel Pólen Soft 70 g/m² na Formato Artes Gráficas.